PAIN
POINTS

常见痛点速疗手册

主　编　王凤玮
副主编　贾士孔　赵春杰
编　者　张文华　蔡玉梅　崔宇　张龙

U0339475

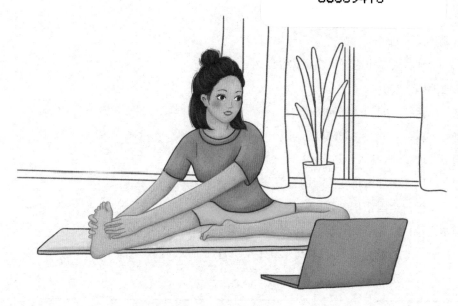

天津出版传媒集团

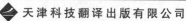
天津科技翻译出版有限公司

图书在版编目（CIP）数据

常见痛点速疗手册 / 王凤玮主编． — 天津 ：天津
科技翻译出版有限公司，2021.7
ISBN 978-7-5433-4090-9

Ⅰ．①常… Ⅱ．①王… Ⅲ．①疼痛－治疗－手册
Ⅳ．① R441.1-62

中国版本图书馆 CIP 数据核字（2021）第 018572 号

常见痛点速疗手册

CHANGJIAN TONGDIAN SULIAO SHOUCE

出　　版：天津科技翻译出版有限公司

出 版 人：刘子媛

地　　址：天津市南开区白堤路 244 号

邮政编码：300192

电　　话：（022）87894896

传　　真：（022）87895650

网　　址：www.tsttpc.com

印　　厂：深圳市雅佳图印刷有限公司

发　　行：全国新华书店

版本记录：711mm×1016mm　16 开本　10 印张　150 千字
　　　　　2021 年 7 月第 1 版　2021 年 7 月第 1 次印刷
　　　　　定价：45.00 元

前言

　　每个人都有过疼痛的经历，如不小心被门夹到手指、不小心踢到脚趾、睡觉落枕、久坐或久站导致下肢疼痛、肚子痛、腰痛等，都是因为身体组织受伤或病变所造成的生理反应。

　　很多人因为工作性质、低头玩手机等经常长时间保持同一个姿势，使身体疲惫不堪，且又懒于运动，长久下来，肌肉紧绷、关节僵硬、韧带松弛，肌腱和软骨承受压力的能力逐渐减弱，所以只要受到一点儿冲击，就会受伤、疼痛。

　　这些疼痛都影响着我们的生活质量。

　　很多人认为，疼痛是可以忍受的，只要还没严重到需要去医院，吃止痛药能缓解就不算事。然而，忍痛或者吃止痛药并不能根除疼痛，稍不注意还有可能恶化，甚至最后演变成重大疾病。

　　拉伸是一种很好的防治疼痛的方法，它可以帮助许多备受疼痛折磨的人从疼痛中走出来，有效舒缓腰部、膝盖、颈部等多处疼痛，不良生活习惯造成的脊椎侧弯、驼背等体态问题也能得到改善。

　　本书是一本实用、有效的自我拉伸指导书，针对具体的痛点进行介绍，哪里痛就动哪里，每天5分钟，迅速缓解疼痛。全书分为三章，第一章带你认识身体的疼痛，了解疼痛的根本原因，具体包括运动不当导致的疼痛、脊椎原因导致的疼痛、关节老化及体重增加导致的疼痛等；第二章解释为什么拉筋伸展可以有效缓解疼痛；第三章分别介绍身体的十大疼痛部位（颈部、肩膀、腰部、背部、手肘、手腕、骨盆、膝盖、脚踝、脚底），首先教你进行疼痛自我检查，弄清哪些疼痛需要及时就医，接着针对每个疼痛部位推荐合适的拉筋伸展操。书中配有清晰的示范图片和详细的文字解说，助力读者更好地进行拉伸活动，远离疼痛烦恼。

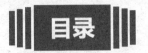

目录

第一章
为什么身体会有疼痛感？

正确认识自己的身体，不被疼痛困扰　　　　　　002

为什么感觉到疼痛，却找不到病因？　　　　　　003

如何快速且准确判断自己是哪种疼痛？　　　　　004

急性疼痛与慢性疼痛的区别　　　　　　　　　　004

疼痛是疾病的预警信号　　　　　　　　　　　　005

疼痛与运动的关系　　　　　　　　　　　　　　007

为什么运动过后身体会有疼痛感？　　　　　　　007

为什么活动身体时会发出声响？　　　　　　　　008

运动是缓解疼痛的良方　　　　　　　　　　　　008

运动要量力而行　　　　　　　　　　　　　　　009

疼痛与身体各部位的关系　　　　　　　　　　　010

关节，传递身体能量　　　　　　　　　　　　　010

关节疼痛与韧带、肌腱和肌肉痛有关　　　　　　012

脊椎肌肉——维持身体平衡　　　　　　　　　　013

身体肌肉——越不用越脆弱　　　　　　　　　　014

核心肌群——支撑脊椎保护脏腑　　　　　　　　015

肩胛骨——上半身的中轴　　　　　　　　　　　016

大腿健壮决定下肢的健康　　　　　　　　　　　016

筋膜异常会导致身体异常吗？　　　　　　　　　017

身体各部位常见的疼痛症状   018

止痛药可以吃，但不可过度依赖 019

第二章
拉伸筋骨，舒缓身体疼痛

养好脊骨，通则不痛   022

摆脱错误的坐姿   022

摆脱错误的站姿   023

摆脱错误的行走姿势   024

摆脱错误的卧姿   025

整脊疗法，牵引复位   026

颈椎牵引复位法   027

颈椎斜扳法   027

棘突复位摇腰法   028

胸椎按压复位法   028

手臂牵拉复位法   029

腰椎斜扳复位法   029

腰椎后伸扳单腿法   030

腰椎后伸扳双腿法   030

手臂后伸扳肩法   031

手臂前伸扳肩法   031

骨盆整复法——拔伸法 032

骨盆整复法——按压法 032

整脊疗法的禁忌证及注意事项 033

学会拉筋，摆脱疼痛 034

松筋术——为健康添活力 034

不可不知的拉筋分类 036

拉筋的好处你知道吗？ 038

拉筋的常见问题及注意事项 040

拉筋技巧 042

针对性拉筋，松筋骨通经络 044

舒展脊椎：暖身操 044

感到眩晕：颈肌训练操 046

缓解腰痛：腹肌强化操 048

保养腰椎：腰肌操 049

消除肩酸：背肌强化操 050

软化关节：全身伸展操 052

第三章
针对不同部位，缓解疼痛症状

疼痛部位：颈部 056

哪些症状可以判断颈部疾患？ 056

办公室伸展操 057

家庭拉伸操 060

不同原因引起的颈部疼痛 061

疼痛部位：肩膀 065

哪些症状可以判断肩部疾患？ 065

办公室伸展操 066

家庭拉伸操 068

不同原因引起的肩部疼痛 071

疼痛部位：腰部 076

哪些症状可以判断隐藏性腰部疾患？ 076

家庭拉伸操 077

不同原因引起的腰部疼痛 085

疼痛部位：背部 090

哪些症状可以判断隐藏性背部疾患？ 090

办公室伸展操 091

家庭拉伸操 094

不同原因引起的背部疼痛 096

疼痛部位：手肘 098

哪些症状可以判断手肘疾患？ 098

办公室伸展操 099

家庭拉伸操 102

不同原因引起的手肘疼痛 105

疼痛部位：手腕 107

哪些症状可以判断手腕疾患？ 107

办公室伸展操 108

家庭拉伸操 110

不同原因引起的手腕疼痛 112

疼痛部位：骨盆 115

哪些症状可以判断骨盆疾患? 115

家庭拉伸操 116

不同原因引起的骨盆疼痛 121

疼痛部位：膝盖 124

哪些症状可以判断膝盖疾患? 124

办公室伸展操 125

家庭拉伸操 126

不同原因引起的膝盖疼痛 131

疼痛部位：脚踝 134

哪些症状可以判断脚踝疾患? 134

办公室伸展操 135

家庭拉伸操 138

不同原因引起的脚踝疼痛 140

疼痛部位：脚底 143

哪些症状可以判断脚底疾患? 143

家庭拉伸操 144

不同原因引起的脚底疼痛 148

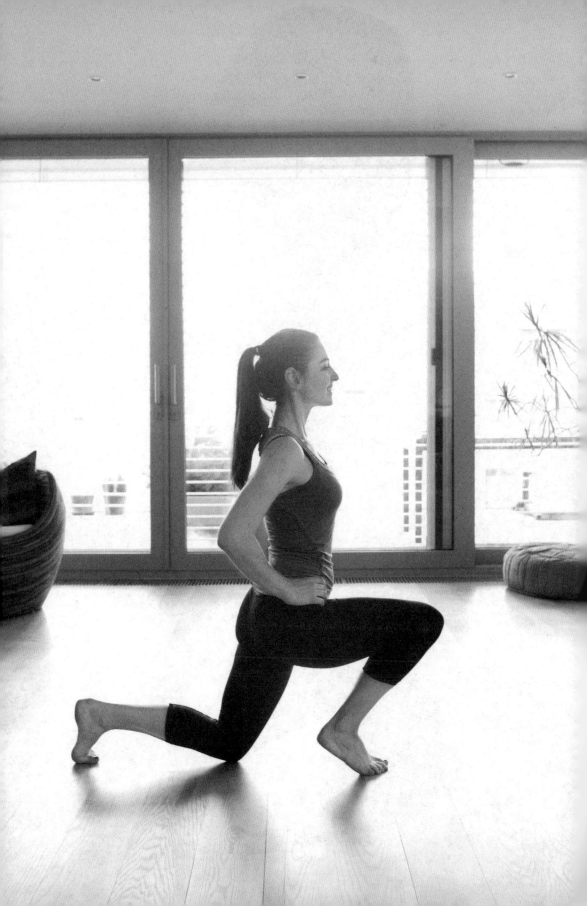

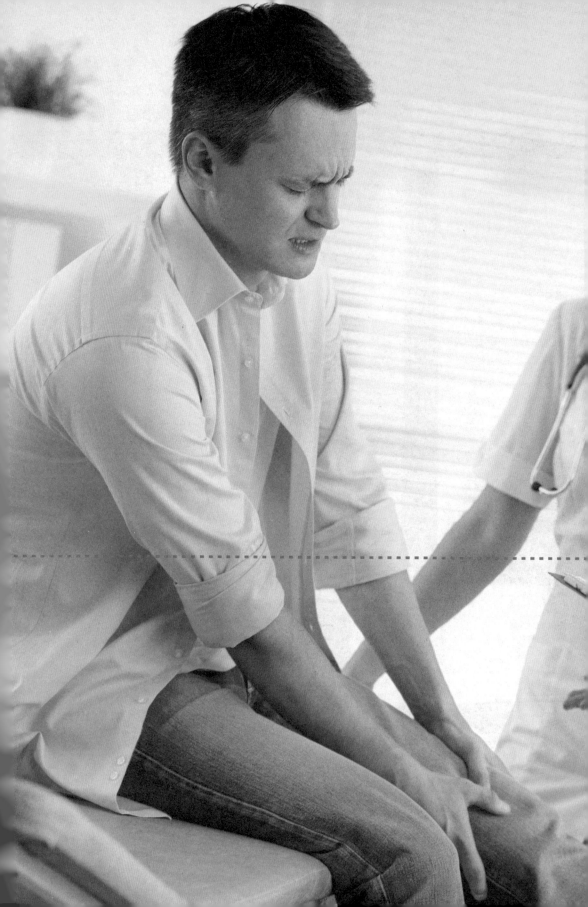

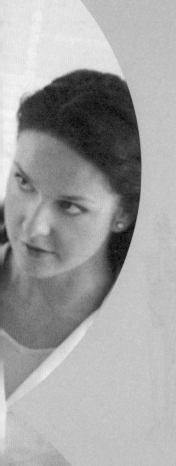

第一章

为什么身体会
有疼痛感？

每个人身体出现疼痛的原因、部位、强度不尽相同，因此必须弄清楚：自己为什么痛？痛在哪里？疼痛强度怎么样？只有这样才能更好地对症缓解疼痛。

本章可以帮你更好地了解自己的身体，让你知道身体与疼痛的关系。

正确认识自己的身体，不被疼痛困扰

人体非常神奇，各个系统共同确保身体正常有序地运转。其中运动系统对身体的灵活性、协调性和平衡性有重要的控制作用。

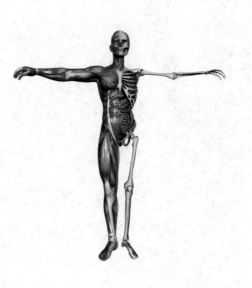

从解剖学的角度来说，人体是由骨、软骨、肌肉、韧带、肌腱、椎间盘等组织构成。软骨位于骨末端；椎间盘介于脊椎骨之间；为了支撑不完整的关节，韧带和肌肉彼此紧紧相连。此外，也有紧连骨与肌肉、帮助关节自由活动的部位，如阿基里斯腱。

当这些关节或脊椎的构造受伤、骨折、撕裂或断开时，就会使疼痛神经通过的路径变窄，在软骨磨损导致关节彼此抵触的情况下，会引起疼痛。当韧带变粗，并且像骨一样坚硬的时候，也会引起疼痛。这个时候需要靠运动改善。

运动有助于受伤的部位恢复，也能延缓退化性疼痛发生的时间，以及减轻治疗时身体的疼痛感。

脊椎和关节有记忆，可以适应各种活动和动作。例如，坐下、起身、走路是关节早已熟悉并且适应的动作，如果因施力方向不稳定而导致错位，或是突然遭受撞击，关节可能就会失去稳定性。

在这种情况下，韧带是首当其冲稳定关节的结构，另一个是肌肉。只要肌肉力量够强大，即便韧带脆弱，也能或多或少地消除关节不稳定的状况。运动恰好就是锻炼肌肉力量的方法。

为什么感觉到疼痛,
却找不到病因?

什么是疼痛?

疼痛是一种令人不快的感觉和情绪上的感受,伴有实质的或潜在的组织损伤,它是一种主观感受,是人类最原始、最普遍存在的一种痛苦,也是我们认识和治疗疼痛的出发点。疼痛按病程长短可分为急性疼痛、慢性疼痛,按部位又可分为头痛、腰痛、四肢痛等,对于这些疼痛我们一般都不陌生。

中医认为,疼痛是因各种原因使身体某些部位的经络、气血运行不畅而产生的,其核心是气血运行障碍。《素问·举痛论》说:"经脉流行不止,环周不休,寒气入经而稽迟,泣而不行,客于脉外则血少,客于脉中则气不通,故卒然而痛。"

人的环境适应能力非常强,对许多事物都能迅速地形成一种习惯,甚至对于身体上经常性的疼痛也能逐渐适应。疼痛和呼吸、脉搏、体温、血压是生命存在的体征,当人摔伤或者急性扭伤时,可以感觉到非常强烈的疼痛,会很担心,然后到医院检查,进行针对性治疗;但是对于潜伏在身体里的慢性疼痛往往容易忽略,例如长时间伏案工作引起的颈肩疼痛、腰部酸痛。对于这类慢性疼痛,要引起重视,不能认为忍一忍就好了,要尽快找到正确的方法缓解并治疗。

很多时候,我们只要找到疼痛的原因并对症治疗,就可以缓解身体疼痛引起的不适。但有时候身体长时间疼痛,拍了 X 线片、CT、磁共振却找不到病因,这该如何是好?其实,这是患上了软组织疼痛。软组织疼痛,一般认为是肌肉、韧带、筋膜、肌腱、滑膜、脂肪、关节囊等组织及周围神经、血管等软组织损伤后产生的疼痛。

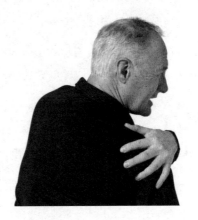

如何快速且准确判断
自己是哪种疼痛？

大部分疼痛患者多是急性和慢性疾患交互出现。许多慢性疼痛很有可能因为突如其来的强力撞击而发展成急性疼痛。正常情况下，一个健康的身体突发急性疼痛后，只要接受治疗并按需调养是可以完全康复的。

急性疼痛与慢性疼痛的区别

国际疼痛学会将疼痛定义为"真实存在的或潜在的组织损伤或类似情况所带来的不愉快感觉及情绪体验。"疼痛分为急性疼痛和慢性疼痛两大类。

急性疼痛是一种症状，慢性疼痛是无持续存在的病理变化而迁延超过正常病程的一类疼痛。慢性疼痛本身就是一种疾病，它可能导致机体及神经系统在分子、细胞、心理、社会等多水平发生调节失常，如带状疱疹后遗神经痛、幻肢痛、残肢痛等复杂性局部疼痛综合征，这些慢性疼痛因得不到及时有效的治疗，会变成中枢性疼痛，导致机体系统功能失调和免疫力低下，从而诱发各种并发症，成为难以治愈的疼痛病，甚至最后导致患者残疾。

慢性疼痛不仅使患者丧失工作能力，导致经济收入下降或者失去工作，而且会使慢性疼痛者的人格独立性受到威胁，患者会感到对生活失去兴趣和意义，严重者导致家庭破裂、自杀，甚至危及社会。1999 年维也纳召开的第九届世界疼痛大会上首次提出，"疼痛不仅仅是一种症状，也是一种疾病"，"免除疼痛是全人类的权利"。鉴于疼痛在临床诊断和治疗中的重要性，疼痛已被现代医学列为体温、脉搏、呼吸、血压之后的第五大生命体征。

疼痛是疾病的预警信号

头痛、咽喉痛、胃痛、腿痛……这些疼痛经常在我们身上发生，但很多人面对疼痛带来的身体不适都选择当"忍者"，或者随便吃些止疼药就算了。现代医学研究表明，疼痛不仅是人体患病的重要信号，而且许多慢性疼痛本身就是病。

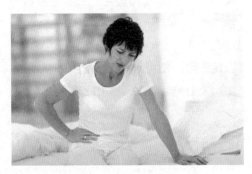

信号❶ 头痛

症状描述：头部像被挤压般疼痛，感觉太阳穴或眼睛后面的神经"一跳一跳"地疼。

可能病症：紧张性头痛。

致病原因：由压力过大或过度疲劳、交感神经过度兴奋、血管痉挛所致。

信号❷ 咽喉痛

症状描述：咳嗽、咳痰，并伴有呼吸困难。

可能病症：咽喉炎。

致病原因：吸烟、细菌、过敏或病毒都会使咽喉部发炎。

信号❸ 胸部疼痛

症状描述：①胸部出现针扎样、烧灼样刺痛；②胸部正中烧灼样疼痛。

可能病症：①心绞痛；②胃食管反流。

致病原因：①可能是由于冠状动脉阻塞、心脏供血不足而发生心绞痛。心绞痛经常来去无踪，在跑步、爬楼梯时突然"来袭"，半分钟之内又转瞬即逝。但切不可麻痹大意，这是心脏病的征兆。②食管末端有一处肌肉，负责将食物推送入胃部，并且阻止食物向食管反流。当这处肌肉出现问题时，酸性很高的胃液便会进入食管，使食管黏膜受到损伤。

信号 ❹ 胃痛

症状描述：上腹部紧缩般疼痛或感到很不舒服，尤其在饭后1~3小时内更加明显。

可能病症：消化系统溃疡。

致病原因：服用消炎止痛药的人群中，过量吸烟和饮酒易引发此症。

信号 ❺ 腹部疼痛

症状描述：①腹部烧灼样疼痛；②上腹部尖锐性疼痛。

可能病症：①胃或十二指肠溃疡；②胆结石。

致病原因：①胃部或十二指肠的黏膜出现破溃，遭到胃酸的侵袭；②由于胆囊内生出小块的胆汁颗粒，导致胆管梗死和发炎。

信号 ❻ 背部疼痛

症状描述：背部肌肉扭缩，脊柱僵直。

可能病症：脊柱椎间盘退化。

致病原因：长期坐位工作及姿势不当，脊柱过度劳累，椎间盘容易受到伤害，使背部僵直并产生疼痛。

信号 ❼ 腿痛

症状描述：被踢打似的疼痛。通常在大腿处，有时会扩展到全腿甚至脚尖。

可能病症：坐骨神经痛。

致病原因：脊柱关节滑动，压迫神经末梢。长期从事体力劳动或进行剧烈运动后容易发生。

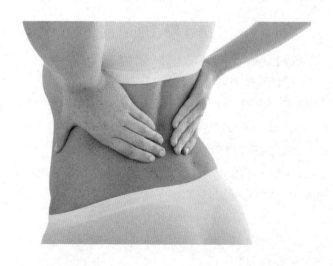

疼痛与运动的关系

前文提到运动可以舒缓疼痛，有人会问：运动究竟能缓解多少疼痛？答案是，可以不让疼痛影响日常生活。肌肉对关节有重要的保护作用，想要避免肌肉骨骼系统受伤及防治疼痛，需要加强肌肉的锻炼。应该在运动之后做点儿简单的拉伸活动或肌肉按摩。

为什么运动过后身体会有疼痛感？

有的人因为工作繁忙，长时间不运动，终于有闲暇时间运动了，第二天却会产生副作用——全身酸痛。全身酸痛分为两种情况：一种是急性肌肉酸痛，即运动后立即出现酸痛，但是这种酸痛感消失得比较快；另一种是延迟性肌肉酸痛，这种酸痛是在运动后24~48小时才出现，持续的时间比较长。这两种酸痛产生的原因不完全相同。

一般认为，肌肉酸痛和肌肉内部的能量代谢有关系。例如，参加一场跑步比赛，在迅速奔跑的过程中，全身肌肉尤其是腿部肌肉会进行剧烈收缩，肌肉收缩需要能量，这是靠肌肉组织内肌糖原的分解来提供的。在氧供应充足的情况下，如果肌肉在静息状态，肌糖原就会通过丙酮酸直接分解为二氧化碳和水，并释放能量。但是当人进行剧烈运动时，肌糖原分解加快，耗氧量增加，使肌肉暂时处于相对缺氧状态，此时肌糖原就会通过丙酮酸转化为乳酸积存于肌肉内。堆积乳酸的肌肉会发生收缩，从而挤压血管，

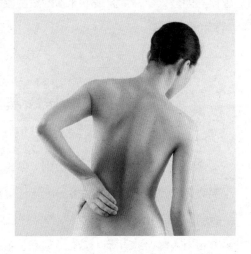

使得血流不畅，结果造成肌肉酸痛、发冷、头痛等，这就是急性肌肉酸痛出现的原因。

延迟性肌肉酸痛通常在运动后 24~48 小时出现，这并不是单纯的疼痛，而是肌肉损伤。很多人都以为延迟性肌肉酸痛是因为乳酸堆积，要坚持运动才能将乳酸加速熔化，消除疼痛，其实这样容易让肌肉受到更严重的伤害，因为不当的运动有可能伤害韧带、肌腱、关节等。

因此，平常不运动的人如果要开始运动，可从简单的伸展或走路开始，然后再尝试慢跑，积累一定的运动量后再开始尝试快跑。慢慢增加运动量才能预防受伤和疼痛。

为什么活动身体时会发出声响？

有些人在热身活动的时候，例如转动脖子、转动肩膀、扭腰、活动膝盖等，总会听到"咔咔"的声响，这到底是什么原因呢？

肌腱会因为长时间的发炎而产生粘连，韧带受伤后会因为出现瘢痕而硬化，当这些僵硬的组织互相碰撞就会发出声响。

活动身体时发出声音提示该部位有潜在问题，严重的话可能引发疼痛。这时候应该立即进行舒缓，但是不能强行对僵硬的部位进行拉伸，可以用手指轻轻按摩之后再拉伸。

运动是缓解疼痛的良方

疼痛轻则"僵硬酸痛"，重则"疼痛欲裂"，轻重常因人而异。是否运动，对于疾病造成的疼痛、退化性疼痛或慢性疼痛有较大的差异。坚持运动，疼痛的强度会减弱，疼痛出现的周期也会变长，并且可快速恢复至平衡的身体状态。

每个人疼痛的原因、部位及频率各不相同，因此必须清楚地了解个人的疼痛情况，才能进行合适的缓解疼痛的运动。运动对身体的影响会随着动作角度或强度的不同而发生变化。如果运动不当，会加重身体的疼痛程度甚至带来更严重的问题。

身体的各个部位有着密切的关联性，例如腿部出现问题，脊椎可能也会有问题，所以不能单方面地针对疼痛部位进行运动。

运动要量力而行

运动一段时间后，身体能感受到最明显的变化就是稍微轻盈、柔软了，身体对疼痛的敏感度减轻了一些。很多人会有疑问：每天需要多少运动量才能更快、更好地感受到身体的变化呢？

有的人认为"运动量越多越好"，如果真的是这样，岂不是不眠不休地持续运动会更好吗？日常生活中，人的体质各异，不同人群所需的运动量不尽相同，每个人的运动量只需要符合日常的活动量即可。例如，用家庭主妇拿水瓶运动和运动选手拿重量器材运动相比较，虽然两者运动量不同，但是从活动量来看，效果是一样的，因此家庭主妇没有必要追求更大的运动量，符合自己日常的活动量即可。

除了运动量，还有一个因素要考量，那就是承重能力如何。人在进行日常活动时，无法摆脱体重的压力，例如直立行走、坐下再起身，就算是站着不动，腰部和膝盖也会产生压力。在活动的时候，关节承受的压力就更大了，例如上下楼梯时，因膝盖弯曲产生的压力比静止的时候大，承压过度的时候可能会产生疼痛感。运动时人体所承受的压力就更大了，因而在运动之前最好减少体重对身体施加的压力。

总之，运动能使身体摆脱疼痛，并且锻炼体力，但是要量力而行。

疼痛与身体各部位的关系

如果身体各部位维持在一个良好的状态，让全身肌肉处于一种平衡的状态，那么身体就可以减少或避免疼痛的发生。如今许多人运动量严重不足，使得原本要运用到身体所有部位才能完成的动作只由局部完成，久而久之，身体会失去平衡，疼痛也随之而来。

关节，传递身体能量

骨与骨之间联结的地方称为关节，能活动的叫"活动关节"，不能活动的叫"不动关节"。这里所说的关节是指活动关节，如四肢的肩、肘、指、髋、膝等关节。关节由关节面、关节囊和关节腔构成。

小百科

关节面是构成关节各骨的邻接面，关节面上覆盖一层很薄的光滑软骨。软骨的形状与骨关节面的形状一致，具有减少运动摩擦的作用。同时，软骨富有弹性，具有减缓运动时振荡和冲击的作用。关节软骨属透明软骨，其表面无软骨膜。通常一面形成凸面，为关节头；一面形成凹面，为关节窝。

关节囊附着于关节的周围，是由独特的纤维组织所构成的膜性囊，密封关节腔。关节囊分为内、外两层，外层为厚而坚韧的纤维层，由致密结缔组织构成。纤维层增厚部分称为韧带，可增强骨与骨之间的联结，并防止关节的过度活动。关节囊的内层为滑膜层，薄而柔软，由血管丰富的疏松结缔组织构成，与平行和交叉的致密纤维组织相贴，并移行于关节软骨的周缘，与骨外膜有坚固连接。滑膜形成皱褶，围绕关节软骨的边缘，但不覆盖软骨的关节面。

关节囊与关节软骨面所围成的潜在性密封腔隙叫**关节腔**。腔内含有少量滑膜液，使关节保持湿润和滑润；腔内平时呈负压状态，以增强关节的稳定性。

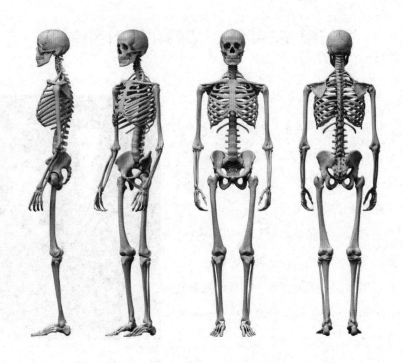

　　我们总认为只有身体活动时，关节和肌肉才会运动。其实久坐或久站也会让关节和肌肉持续工作，即使这时并没有直接活动身体部位。简而言之，关节和肌肉时刻都在各自使用着它们所具备的能量。

　　长时间维持错误的姿势，通常只会让某侧关节或肌肉因施力而变硬。例如，患有脊柱侧弯的人一开始只有腰部的脊椎侧弯，但是时间一长，背部和颈部的脊椎也开始侧弯。这是因为人体所有关节都具有密切的关联性，人在活动时需要靠关节之间传递能量才能完成。而身体在无法保持平衡的情况下，造成姿势错误或施力不当，关节与肌肉受压便会失去原本的状态，从而引起疼痛。因此在身体做伸展的时候，要先思考如何维持平衡再运动。在动作进行期间，收缩或舒张的肌肉位置也完全不一样。

　　关节与肌肉的相互作用也可以用解剖学加以说明。骨与骨之间虽然有关节，但是骨与骨之间的联结还得靠肌肉紧紧抓住才行。若是肌肉没有好好发挥作用，进而产生错位的话，便是疾病初期的征兆。

关节疼痛与韧带、肌腱和肌肉痛有关

导致关节疼痛的原因很多，包括因关节活动过量而出现的疼痛。例如，进行瑜伽伸展时超越了身体极限，刺激关节中能够感受痛觉的细小神经，这时就会出现韧带、关节囊、肌腱、肌肉等不同部位的疼痛。

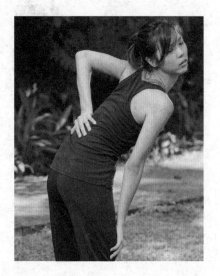

关节发炎时也会感到疼痛。关节炎从软骨开始，当关节持续受冲击，软骨便会首先出现磨损，这是关节炎初期的症状；等软骨完全被磨损时，就会开始磨损骨头使其增生，这是关节炎末期的症状。

关节炎是日常生活中很常见的症状，例如当我们摔倒而使膝盖直接用力撞击地面时，可能会导致膝盖关节的软骨发生骨折；跳舞时关节被扭转，可能会使软骨破裂、韧带松弛或撕裂。而韧带上布满了细小的痛觉神经树突，只要稍微过度伸展就会感到疼痛。如果韧带被拉得太长，可能会同时发生撕裂和疼痛，例如扭到脚踝就会出现脚踝韧带拉扯和疼痛。

一旦关节出现问题，支撑关节的肌群的收缩能力也会随之下降，肌肉可能因衰弱而紧缩，从而引发疼痛。

肌腱是肌肉的延伸，而肌肉联结至骨头的部位就是肌腱。当肌肉出现问题时，肌腱也会有问题。肌腱疼痛是因为覆盖在肌腱上的筋膜感觉到了疼痛，尤其是手指或脚趾部位布满肌腱的筋膜，只要受到轻微的刺激就会感觉到疼痛，这能有效地预防更严重的伤害。

相反，阿基里斯腱、肩膀旋转肌等组织，因为没有覆盖在肌腱上的筋膜，所以不容易感到疼痛。因此，这些部位在发炎初期不宜被察觉，等感觉到疼痛时，病症潜伏在身体已久，需要花费更长的时间治疗。

脊椎肌肉——维持身体平衡

　　人体有 600 多条肌肉，肌肉是身体重要的结构之一。肌肉维持骨骼的稳定性，让人体得以活动。肌肉可分为支撑脊椎、肩胛骨、肩膀、骨盆等的脊椎肌肉，以及协助手臂和腿部活动的关节肌肉。支撑脊柱的脊椎肌肉较小，而活动手脚的关节肌肉通常跨越两个关节，因此较大且长。

　　脊椎肌肉包括联结每一节脊椎的多裂肌、固定肩关节的肩胛旋转肌、稳固髋关节的小肌群等；关节肌肉则包括肱二头肌（使手臂弯曲的肌肉）、股四头肌（挺直膝盖的肌肉）等大型且较长的肌肉。

　　虽然脊椎肌肉是维持姿势的重要肌肉，但因体积小，只要姿势稍有歪斜就非常容易受伤，一旦脊椎肌肉变脆弱，就会影响脊柱的排列，使身体失衡，若再加上不良的姿势习惯，就会使脊椎肌肉受到更大的压力，陷入恶性循环。

　　另外，运动时，脆弱的脊椎肌肉无力固定脊椎，以致身体严重摇晃，降低运动的能力，并且容易受伤。因此，如果想做强化肌力的运动，一定要从脊椎肌肉做起。当基础稳固后，再进一步强化关节肌肉。

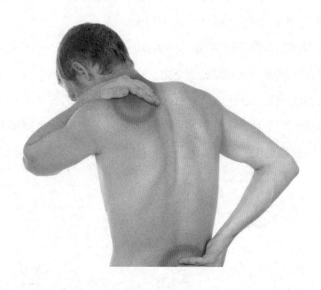

身体肌肉——越不用越脆弱

进化论里面提到"用进退废说"，意思是越不常用的东西就越容易退化，肌肉也不例外。我们身体有600多条肌肉相互连接，活动时会彼此相互影响。若某个动作需要同时使用两条肌肉，但平常很少使用其中一条时，身体就会很难完成该动作，甚至在活动时会破坏肌肉的平衡。

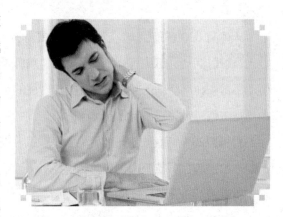

人是直立行走的动物，站立或行走是最自然的姿势，但现在很多人为了便利，基本都以车代步；因工作繁忙，很多人基本上每天都坐在电脑前，姿势不改变。这样一来，髂腰肌这条连接骨盆的肌肉就会变得短且脆弱，导致站立或行走时腰部无法挺直，躯干会稍微向前倾。

不仅如此，膝盖也会变得弯曲。因为我们为了将腰挺直，而过度前弯脊椎，使得脚踝的弯曲角度变大，从而导致膝盖肌腱疼痛、脊椎关节疼痛、脚踝关节疼痛。由此可见，单凭"肌肉"问题就足以造成全身伤害。

不常使用肌肉群和年龄增长是肌肉退化的两大主因。例如习惯性使用坐便，如果某一天不得不使用蹲便将会感觉特别吃力。这是因为不经常使用某些肌肉，于是身体退化成无法做出该动作的状态。另外，随着年龄增长，人们的身体也在逐渐退化，这两者相加，将使肌肉退化的速度急剧加快。因此，为了让身体肌肉稳固，平时应该适当地活动肌肉骨骼系统，锻炼肌肉，降低退化的速度。

核心肌群——支撑脊椎保护脏腑

脊椎、腹部和骨盆是人体的中心，而腹横肌、多裂肌、骨盆底肌肉和横膈膜是人体的核心肌群。

腹横肌是围绕在腹部的肌肉；多裂肌位于脊椎后侧，是联结每节脊椎骨的肌肉；骨盆底肌肉位于骨盆底部，支撑骨盆；横膈膜则是呼吸肌肉，所谓的丹田呼吸就是运用横膈膜。这些核心肌群最大的作用就是保护腹腔内的脏腑，并且支持脊椎，以便维持良好的体态，协助身体灵活运动。

腹横肌在这些核心肌群里是最为重要的，它包裹着脏腑以维持脏腑的功能。当腹横肌变得衰弱时，就会发生腹部前凸与脏腑位置改变的问题。一旦脏腑的位置变动，就会影响脊椎，从而引发脊椎疼痛。

腹横肌是人体活动时最先收缩的肌肉，然后是多裂肌和骨盆底肌肉，这些都是深层核心稳定肌肉。

骨盆底肌肉负责维持骨盆的稳定性，它不但可以防止脏腑下移，还能避免大小便失禁。

多裂肌联结脊椎，是固定脊椎的重要组织，尤其是在躯干转动时，能抓紧脊椎，维持稳定。不仅如此，多裂肌还有支撑脊椎的功能，当它强韧坚固时，不但可以避免身高萎缩，还有使身高增长的效果。简而言之，多裂肌是保护脊椎最重要的肌肉。

横膈膜位于肺部和腹部之间，外形像降落伞。横膈膜的主要功能是维持肺功能和腹压，与上述其他三种肌肉同时作用。

有许多人因为不良的生活习惯、错误的运动方式、肥胖、不爱运动等因素，导致肌群功能衰退，身体无法维持适当的腹压，导致核心肌肉群无法抓紧脊椎，引起一系列的骨头歪斜、关节错位、肌肉碰撞等身体疼痛，甚至引起脏腑功能退化而出现许多脏腑隐患。

肩胛骨——上半身的中轴

肩胛骨和肩关节是脊椎以外身体的另一条中轴。肩胛骨连接躯干，肩关节则连接于肩胛骨上。当脊椎歪斜时，所有关节也会跟着错位；同理，肩胛骨歪斜时，肩膀和手臂也会因为错位而引起疼痛。

肩关节与手臂活动有关。除了腰痛和膝盖痛，一般人也经常发生肩关节痛的问题。肩膀使用越频繁，疼痛越会随之增加。所以日常生活中，为了稳固肩胛骨与身体的连接，要加强肩胛骨肌肉的训练。这样至少能减少一半以上与肩膀相关的疼痛问题，也能缓解背部疼痛。

大腿健壮决定下肢的健康

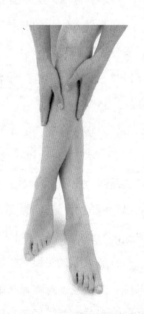

大腿肌肉由股四头肌（股外侧肌、股直肌、股中间肌、股内侧肌等四块肌肉）与大腿后侧肌肉群（股二头肌、半腱肌、半膜肌等三块肌肉）组成。大腿前后的肌肉会彼此取得平衡，主要用于屈膝再伸直，以及髋关节前后左右弯曲再伸展，还有转身。

股四头肌之中，被称为股直肌的长肌肉附在膝盖骨上，途经膝关节，一路联结至髋关节。后方的大腿后侧肌肉群也一样，途径膝盖，一路联结至膝盖下方的胫骨。大腿肌肉会支撑臀部与躯干，并将能量传达至膝盖下方。日常生活中，进行坐下再起身、弯腰再挺直或运动，通过运动大腿肌肉群可以减轻腰部肌肉的负担，进而保护腰部。大腿肌肉也负责分散走路或跳跃时体重施加在膝盖上的垂直压力。因此大腿健壮与否很重要，它影响着膝盖的稳定与坚固。

筋膜异常会导致身体异常吗？

筋膜是中医用语，指的是筋，附着于骨而聚于关节，是联结关节、肌肉的一种组织。筋膜坚韧刚劲，对关节、肌肉等运动组织有约束和保护作用。筋膜不是各自独立活动的，而是紧密相连的，一起同心协力发挥作用。

筋膜的结缔组织不仅划分从头到脚的肌肉，也划分肌腱、骨、血管、神经等所有器官。如果在日常生活中，因姿势不当引起筋膜压迫、拉扯或摩擦，就会导致膜与膜之间水分减少，结缔组织的支撑力、反应力及适应力变差。

如果经常感到肌肉僵硬、关节容易扭伤或压迫，是因为膜与膜之间缺乏水分。在从事某项运动时，动作与动作之间所需的能量传递，有时也会因此中断，这样很容易对肌肉、骨、韧带、肌腱造成伤害。通俗来说，若将结缔组织比喻成海绵，拧浸满水的海绵时，海绵是柔软且具有弹性的，但是拧干燥的海绵时，海绵是会被拧破的。

筋膜异常会削弱身体状态。除了常用的肌肉外，也会大量地运用不常用的深层肌肉，让人容易疲惫且变得迟钝。简单举一个例子：长时间低头使用手机，会导致颈部僵硬，颈部肌肉与筋膜会出现异常信号，若是放任不管，一段时间后就会演变为颈部疼痛。长此以往，颈部再出现异常会很难被察觉，只有感到疼痛才发现颈部已经出现问题了。

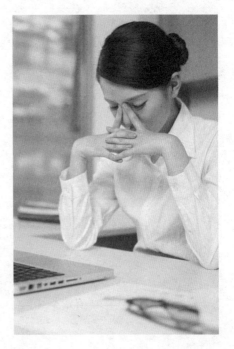

只有放松及舒缓筋膜，才能解决筋膜的异常现象及不平衡的问题，此时可以做一做伸展操，并在肌肉上施加压力，这样刺激肌肉的效果会更好。

身体各部位
常见的疼痛症状

部位	症状
肌肉	肌肉痛、肌肉紧绷、肌筋膜疼痛症候群、肌肉撕裂、紧张性头痛
关节	僵硬、退化性关节炎、类风湿性关节炎、痛风、五十肩
肌腱	肌腱炎、肩膀旋转肌肌腱炎、网球肘与高尔夫球肘（手肘内外肌腱炎）、手腕肌腱炎、扳机指、臀部肌腱炎、鹅足肌腱炎、膝盖肌腱炎、阿基里斯腱炎、腓骨肌肌腱炎（脚踝外侧肌腱炎）、胫后肌肌腱炎（脚踝内侧肌腱炎）、脚趾肌腱炎、脚底肌腱炎、肌腱断裂、肌腱周围炎（腱鞘炎）
滑膜	滑膜炎（肩膀、膝盖、臀部、脚踝、脚后跟、手腕、手指）
软骨	肩关节唇撕裂、手腕三角纤维软骨撕裂、膝盖软骨破裂、膝盖软骨软化症、软骨盘破裂、脚踝软骨撕裂
韧带	韧带破裂（脊椎、肩膀、手肘、膝盖内外侧韧带、十字韧带、脚踝内外韧带）
骨头	骨折后遗症、关节硬化、软组织硬化、复合性局部疼痛综合征
脊椎	椎间盘突出、椎间盘破裂、退化性椎间盘、腰椎管狭窄症、腰椎滑脱症、脊柱侧弯、脊柱关节炎
神经	坐骨神经痛、腕隧道症候群、足隧道症候群、末梢神经炎、类风湿性关节炎、痛风、肌纤维疼痛综合征、强直性脊椎炎

止痛药可以吃，
但不可过度依赖

生活中难免磕磕碰碰，或重或轻都会引起疼痛。对于难以忍受的疼痛，我们可以使用止痛药来缓解，但是也不可以过度依赖。"是药三分毒"，无论什么样的药，都含有对人体无益甚至有害的物质。过度依赖止痛药有以下缺点。

1. 掩盖病情：未经医生诊断之前滥用止痛药，虽然可以减轻疼痛，但有可能掩盖了疾病特有的症状，影响医生的判断，延误病情。

2. 毒性反应：长期大量服用止痛药，可能会导致患者出现头痛、耳鸣、视力下降、血压下降等症状，甚至会昏迷。除此之外，止痛药还会导致过敏，对胃肠道也有一定的影响。

3. 对胎儿发育有影响：如果在孕期经常大量服用止痛药，可能会导致胎儿发育不正常，或者会导致胎儿畸形。长期服用止痛药可能会引起胎儿血液系统疾病，导致血小板减少，从而不能及时止血。

4. 导致肾功能不全：止痛药抑制了前列腺素合成，导致肾功能不全和间质性肾炎。止痛药引起的肾功能不全已占药物引起肾功能不全的 37%，其中消炎痛制剂引起的肾损伤占大多数。

5. 产生抗药性：体内细胞可能会对止痛药产生抗药性，导致以后吃止痛药都达不到止痛的效果。而一些高效的止痛药，长期使用容易成瘾，会对其产生依赖性。

疼痛是很多疾病的共同症状，不少疼痛患者习惯去药店买止痛药自诊自疗。止痛药不是不可以服用，只是服用的量要控制好，如果不是十分难受，尽量不要使用。但是如果疼痛比较严重，最好及时就医，以免延误病情。

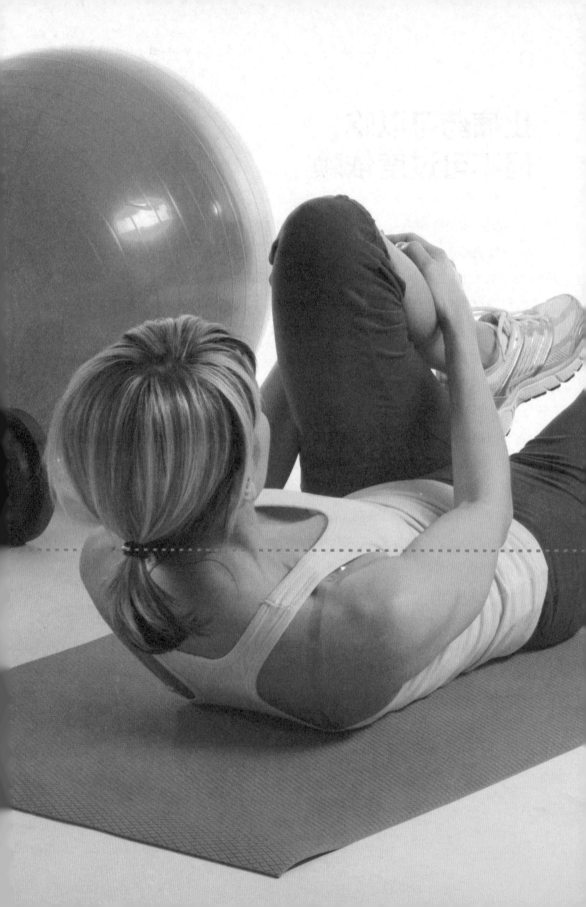

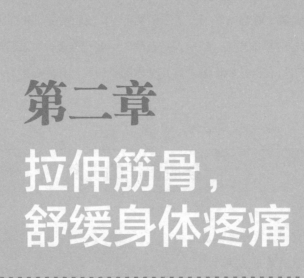

第二章

拉伸筋骨，
舒缓身体疼痛

　　生活中的疼痛无处不在，小到肌肉酸痛，大到神经疼痛，一旦疼痛发作常令人不堪其扰。这时，适当的拉筋放松可能会起到意想不到的效果。

　　我们一起翻开本章，学习简单的拉筋技巧和方法，疏通身体的经络，让疼痛远离我们。

养好脊骨，通则不痛

脊椎病是指由于脊椎力学平衡被破坏，导致肌张力变化、骨关节错位，进而刺激或压迫脊椎周围的血管、神经等组织结构，从而引起机体各系统的疾病。引起脊椎病的原因有很多，不良姿势就是其中之一。由于长时间姿势扭曲，脊椎相关部位的肌群因过度紧张而出现肌肉强直，日积月累便会导致脊椎弯曲、错位、变形，进而引发其他疾病。在日常学习、工作和生活中，我们常说"站有站相，坐有坐相"，这是保护脊椎的基本原则。只有保持正确的站姿和坐姿，以及行姿和卧姿，才能预防脊椎的病变。在此，我们就从这几个方面来谈谈怎样做是对脊椎有害的，怎样做是正确的。

摆脱错误的坐姿

- 长时间斜靠在沙发上看电视
- 身体歪斜着用电脑
- 用一侧手腕支着头思考问题
- 长时间侧坐、斜坐
- 不自觉地跷起二郎腿

……

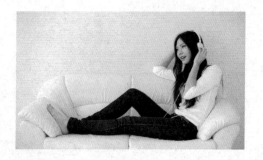

这些看起来稀松平常的动作，给我们的脊椎造成了很大的伤害。就拿跷二郎腿来说，这个动作会造成腰椎与胸椎的压力分布不均，臀部和腿部的肌肉、韧带劳损，导致脊椎侧弯，出现疲劳、胸闷、头晕、头痛、手脚麻木、颈肩腰疼痛，甚至脊椎移位、椎间盘突出等症状。

脊椎矫正医师认为，正确的坐姿应该是：双臀均匀踏实地坐定，保持上身端正挺直，下颌微收，双手臂自然地放松下垂或是搁在书桌上，双腿水平轻松并拢，两脚平稳着地。坐在有靠背的椅子上时，应在上述姿势的基础上，尽量将腰背紧贴在靠背上，使腰骶部的肌肉不致疲劳。此外，还应注意的是，在坐了一段时间后，要站起来活动一下腰部、下肢乃至全身。这不仅有利于保持腰椎的生理功能，而且对身体其他部位也有保护作用。

摆脱错误的站姿

- 站立时两脚分叉分得很开
- 站立时膝盖伸不直
- 喜欢交叉两腿而站
- 喜欢一个肩高一个肩低站立
- 喜欢松腹含胸站立
- 站立时，习惯一只脚在地上不停地划弧线
- 习惯站立时靠着东西
- 不停地摇摆身子

......

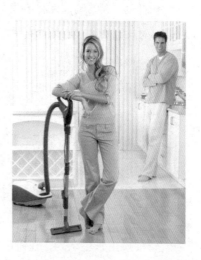

我们在电影、电视和杂志中常常看到，一些明星、模特为了呈现出另类的"美感"而摆出夸张、扭曲的姿势。这让许多人误以为驼背凸腰就是时尚的、美丽的，从而盲目地跟风模仿，殊不知驼背凸腰会使头部前倾，压迫颈部后方肌肉，造成脊椎不正常扭曲。如此一来，他们在长时间的错误立姿中不知不觉地损伤了腰椎和颈椎的健康，使得原本端正、健康的体态消失无踪。如果是未成年人的话，还会影响其发育、成长。因此，一旦发现站立姿势不良应立即加以矫正，以免对身体造成伤害。

脊椎矫正医师认为，正确的站立姿势是：头端平，双眼平视前方，下巴稍内收，颈部肌肉放松，两肩在同一水平线上，腰背平直，挺胸收腹，双腿站直，两足踏实地面，足间距离与双肩同宽，用两足平均承负体重。此外，即使站姿正确，如果长时间站立，同样会给腰部带来负担。久站时，可以将一只脚放在高一些的台阶上，或是改为"稍

息"的姿势。中途可适当进行一些原地活动，特别是腰背部的活动，以消除腰背肌的紧张、疲劳。

摆脱错误的行走姿势

- 行走时习惯低头弯腰
- 身体前俯后仰、左摇右摆
- 习惯双脚呈"内八字"或"外八字"行走
- 走路向单侧倾斜
- 习惯背手、插兜、抱肘、叉腰行走

......

走路的姿势错误，不仅会影响脊椎健康，还会使整个人的气质下降。因此，我们在日常行走时要特别注意，行走姿势一定要正确，只有这样，腰椎才能保持正常生理曲度，避免以上问题的发生。

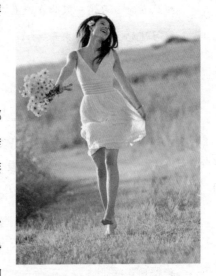

脊椎矫正医生认为，正确的行走姿势是：双眼平视前方，颈正直，胸部自然前挺，腰部挺直，收小腹，臀部略向后突，双臂自然下垂摆动，双腿举步有力，换步时肌肉微放松，膝关节勿过于弯曲，大腿不宜抬得过高。步伐均匀，不急不缓，勿上下颤动和左右摇摆，保持重心稳定。上下楼梯时，也应注意姿势，如果姿势不当，可能会因"踏空"而导致闪腰。正确的上下楼步态是全足踏实在楼梯上，不要只踏上半只脚，膝关节略屈曲，收小腹，臀部向内收，上身正直，速度适当。

摆脱错误的卧姿

- 趴着睡觉
- 长时间保持一种睡眠姿势
- 偏睡一侧
- 垫高枕头睡觉

……

人的一生中大约有四分之一的时间是在睡眠中度过的。在人生四分之一的时间里，正确的卧姿对保护脊椎起着至关重要的作用。倘若睡觉的姿势不正确，会使得全身的肌肉紧绷，不但无法在睡眠中得到放松、休息，还容易造成落枕等情况。长时间下来，将出现肌肉强直、骨骼变形等症状和体征。

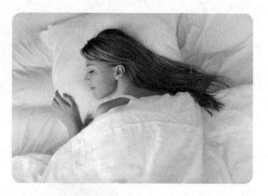

脊椎矫正医生认为：仰卧时，全身需放松，四肢自然伸展，在头下放一个枕头，注意枕头边缘应贴合至肩部以下，可防止颈椎病；侧卧时，取屈膝屈髋卧位，使脊椎呈正常的生理曲度，肌肉处于放松状态，可避免心脏、盆腔等脏器受压。一般认为，右侧卧位睡眠较好，原因是右侧卧位不会压迫心脏，也不会影响胃肠蠕动。一般不采取俯卧位，因为俯卧位容易引起颈部肌肉、韧带、关节的劳损和退行性病变，也易引起腰椎前凸增大，压迫心肺而影响呼吸，加重心肺负担。

整脊疗法，牵引复位

整脊疗法，又称脊柱（定点）旋转复位法，主要是通过脊柱（定点）旋转复位手法，使患椎椎间隙及纤维环、椎间韧带发生旋转、牵拉，对突出的髓核产生压力，使患椎回于正位。整脊疗法可以拨正偏歪的棘突，使椎关节恢复至正常的解剖位置，并能在一定程度上解除关节囊、黄韧带对神经根的压迫，改善椎动脉血液循环。

由于此疗法侧重于对变形脊椎的整复，所以对一些损伤性脊椎病变，如颈椎病、腰椎间盘突出症等都有很好的疗效。此外，对一些脊椎病变引起的原发性高血压、心律失常、视力减弱、失明、耳聋、头晕、腹泻、大小便障碍等也有显著的效果。

由于整脊疗法需使患者的躯体大幅度扭曲，因此有人认为会有一定的危险。一般来说，只要选择专业的医生，使用规范的手法，整脊疗法是不易发生医源性损伤的。需要注意的是，非专业人士请勿模仿操作。

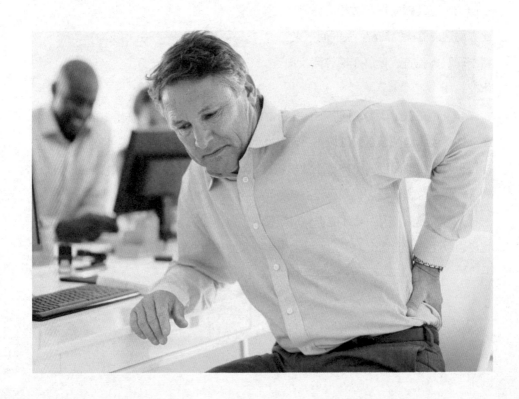

颈椎牵引复位法

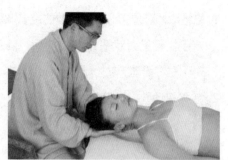

1. 患者取仰卧位、平枕，术者双手托其颈部，其中一手中指紧扣后凸的棘突，向头顶方向牵引。

2. 在牵引的同时，术者嘱患者做深呼吸，当其呼气时，术者紧扣棘突的中指突然用力向上顶。

3. 术者可感到复位关节的滑动感或听到关节弹响。

颈椎斜扳法

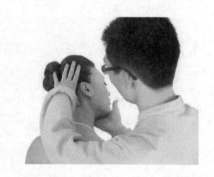

1. 患者取坐位，低头，双手下垂，全身放松。

2. 术者站于其后方，用左手拇指固定患者的右颈部，其余四指固定头部，右手托住下颌部，两手协同操作，使头部向右慢慢旋转。

3. 当旋转到一定幅度时（即有阻力时），稍微停顿片刻，随即用力做一个有控制的、稍增大幅度的快速扳动，此时常可以听到弹响声。

4. 用同样手法做对侧。

棘突复位摇腰法

1. 患者取仰卧位，术者左手握住患者双脚，右手扶着患者双膝做推拉摇动，使患者臀部左右摇动。
2. 每次摇动 5 ~ 8 分钟，利用肌肉的生物力学，使其偏歪棘突自动复位。

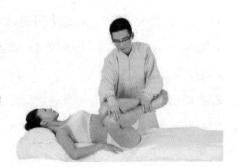

胸椎按压复位法

1. 患者取俯卧位，术者以一手掌根按于病变椎体上，另一手掌重叠于腕背之上，然后嘱患者深呼吸。
2. 待患者呼吸协调后，趁其吸气末期胸壁鼓起时，术者双手协同操作，同时用力，向前上做一个有控制的快速按压。
3. 听到"咔咔"声标志手法成功。

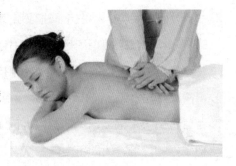

手臂牵拉复位法

1. 患者取坐位。
2. 术者站于患者一侧，双手握住患者一只手，拉直。
3. 用力向上向下抖动，发出轻微响声。
4. 用同样手法做对侧。

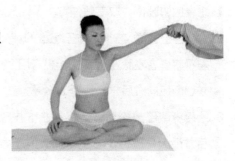

腰椎斜扳复位法

1. 患者取左侧卧位，右腿屈曲，左腿伸直。
2. 术者站于左侧，右手抓住患者右前臂，左手掌压在患者脊椎上，双手肘关节向两边用力张开。
3. 右肘顶住患者右肩，左肘顶住患者右臀部，左手向里，右手向外，同时用力，听到"咔咔"声标志手法成功。
4. 以同样手法做对侧。

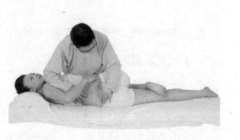

腰椎后伸扳单腿法

1. 患者取俯卧位，双下肢伸直。
2. 术者立于右侧，右手掌按于患椎的棘突旁，左手将患者左膝及大腿托起患者用力后伸，并逐渐扳向右后方，往返 2~4 次。

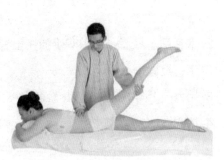

3. 待患者腰部放松后，当将其左下肢搬至右后方最大角度时，右手掌加大按压力度，左前臂加闪动力将其左下肢再加大力度而有限制地扳动一下，复位动作完成。
4. 用同样手法做对侧。

腰椎后伸扳双腿法

1. 患者取俯卧位，术者一手按住其臀部，另一手托起患者大腿，缓缓提起其下肢。
2. 另一术者协助牵拉抬起患者双脚。

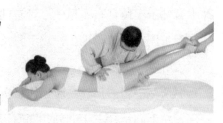

3. 当腰部后伸到最大限度时，术者两手同时用力向相反方向扳动腰椎，一般可听到响声。

手臂后伸扳肩法

1. 患者取坐位，术者站在患者一侧，一只手扳住一侧肩部，另一只手托着手肘。
2. 托着手肘的手用力往患者外侧扳，扳至最大活动范围时，常可听到关节复位的"咔咔"声。
3. 用同样的手法做对侧。

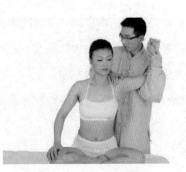

手臂前伸扳肩法

1. 患者取坐位，术者站在患者一侧，一只手扳住一侧肩部，另一只手托着手肘。
2. 托着手肘的手用力往患者内侧扳，扳至最大活动范围时，常可听到关节复位的"咔咔"声。
3. 用同样的手法做对侧。

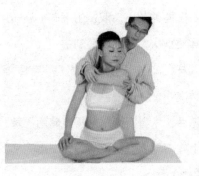

骨盆整复法——拔伸法

1. 患者取仰卧位，术者站在靠脚的床头，双手抓住右脚，用力拔伸数次，力度由轻到重；同样动作做左脚。
2. 同样的动作换俯卧位再拔伸数次。

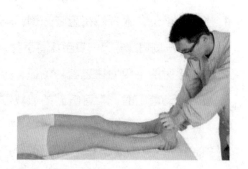

骨盆整复法——按压法

1. 患者取俯卧位，术者先双手重叠于患者右骶髂关节上，双掌由下向上旋转用力重复数次，力度由轻到重。
2. 同样的动作再按压左骶髂关节，重复数次。
3. 随后，术者双手掌贴于双髂后上棘，从上向下用力推，再从下向上用力推，重复数次。

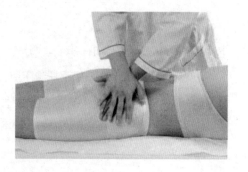

整脊疗法的禁忌证及注意事项

1. 年老体弱者，妇女妊娠、月经期，患有急性感染性疾病、肿瘤疾病、严重心肺肝肾等器质性疾病的患者，要慎用本疗法。

2. 在整脊前，应先准确定位患椎，如果患椎定位不准，或偏歪棘突方向判断错误，会影响整脊的疗效，甚至加重病情。

3. 在整脊时，应柔和用力，手法娴熟。

4. 当一次整复不能拨正偏歪棘突时，不宜连续施治，需分筋疏理，用拿、点、摩、揉等推拿手法解除痉挛后，再施以整复手法。

5. 对某些患者治疗时，应间隔数日施治1次，连续4~5次治疗才能拨正偏歪棘突，不能急于求成。

6. 在颈椎部位施用整脊疗法时，手法应慎重，如手法不当可能会刺激椎动脉而使患者虚脱，甚至导致医源性脊椎损伤。

7. 必须由训练有素的专业人士操作。

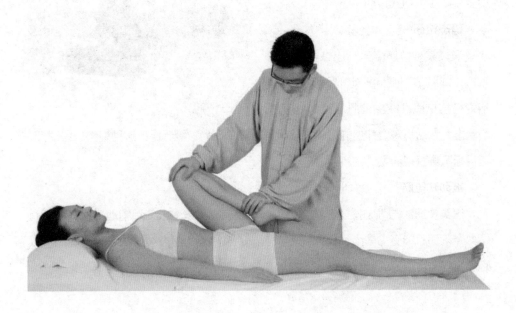

学会拉筋，摆脱疼痛

拉筋作为健身运动前热身的一种方式，能够有效地防止肌肉拉伤。正确的拉筋方法能使身体的血液流畅，达到自愈和诊断身体的目的。这里所说的拉筋，并不只是我们生活中所理解的狭义上的运动前热身的拉筋，而是通过调整经筋结构，以舒筋活络的方式来防病治病的一类方法的统称。

松筋术——为健康添活力

按拉筋时的状态可分为静态式拉筋法和动态式拉筋法；按拉筋时形式的不同，可分为肌肉拉伸（伸展）拉筋法、经络松筋法、经络瑜伽等，其中肌肉拉伸（伸展）拉筋法即为我们俗称的"拉筋"。下面详细介绍静态式拉筋法和动态式拉筋法。

静态式拉筋法

静态式拉筋法又分为静态拉筋、被动式拉筋和主动式拉筋。

静态拉筋

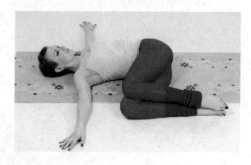

通过某种拉筋姿势，让想要伸展的肌肉（或肌群）受到一定的延展压力。不管是拮抗肌群或主动肌群，都处于放松状态，然后再对要伸展的肌肉（或肌群）施加压力，接着保持这种姿势一段时间，让目标肌群获得伸展。

被动式拉筋

这类拉筋法与静态拉筋非常相似，但需要有同伴帮忙或使用辅助器材。由于有外力介入，肌肉受力较大，因此这类拉筋法的风险也比静态拉筋法略微高些。所以必须慎选结实稳固的辅助器材。

主动式拉筋

这种拉筋法是运用相反肌肉（拮抗肌）的力量，来伸展目标肌群（主动肌）。相反肌肉的收缩可以帮助主动肌放松，最典型的一个动作是把单脚往前尽量抬高，在没有同伴帮忙或器材辅助的情况下保持这个姿势一段时间。

动态式拉筋法

动态式拉筋法指的是牵涉动态动作的一类伸展运动。运动者不再是停留在某一个动作上面，而是采取运动的方式，借此延展肌肉或扩大关节的活动范围，增加柔软度。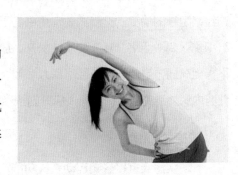

动态拉筋法又分为弹震式伸展、动态伸展和单一肌群主动伸展。

弹震式伸展

弹震式伸展是利用快速摆动、弹动及反弹产生的动力，迫使身体部位超越平常的活动范围，这是一种过时的伸展法。弹震式伸展产生的危险系数较高，建议选择其他动态伸展方式以达到更好的伸展效果。

动态伸展

动态伸展运用克制或温和的弹动或摆动动作，让特定的身体部位达到其活动范围极限。这种伸展法会逐渐增加弹动或摆动的力道，但动作绝对不能过激、猛烈或失控。

单一肌群主动伸展

单一肌群主动伸展法简称 AIS，可以将想要伸展的肌群单一隔离定位，进行两秒钟的伸展。方法是收缩拮抗肌（即相反的肌群），迫使被伸展的肌群放松。

如果按拉筋形式来分还可分为卧位拉筋法、蹲式拉筋法等。卧位拉筋法是拉筋法中相对最安全的一种，这种拉筋方式借助于拉筋凳，相对来说是比较牢固的，所以这种拉筋的方式最适合老年人。蹲式拉筋法是最古老的自然拉筋法，其拉筋的部位之多甚至超过了卧位拉筋法。

不可不知的拉筋分类

当人们自身调理不当时，就可能出现筋缩、筋结（粘连）、积存（关节积液）等经络阻塞的情况，这就需要运用松筋手法来舒筋活络，对十二经脉所经过的肌肉组织加以刺激活络，从而使筋结松开，筋膜重整康复，恢复正常弹性与张力，使经络得到疏通，也使脏腑与经络联系顺畅，并通过经络的正常运行及传达作用，实现脏腑内病外治的功效。拉筋一般分为按摩松筋术和牛角松筋术。

按摩松筋术

骨伤疾患会直接影响运动系统功能，推拿能够强健筋骨，使患者的正常运动功能得以恢复，使由于肌肉等软组织痉挛、粘连而导致关节失利的患者解痉松粘、滑利关节。实践证明，在病变的关节部位进行推拿，可以促进关节滑液的代谢，增强关节囊和关节的韧性。中医认为，肾主骨，为先天之本，小儿先天不足，便容易患上佝偻病；壮年肾气亏损，会过早出现颈椎、腰椎骨质增生等病。经常对肾俞、关元等穴位进行推拿，能够补肾强骨，令全身筋骨强健、关节灵活，还可以防治上述病变。

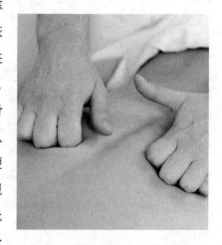

活血化瘀，消肿止痛，松解粘连

肢体软组织损伤之后，这个部位的毛细血管便会破裂出血，形成局部瘀血且又肿胀疼痛。外伤或者出血，这种局部刺激可引起血管痉挛。推拿能够加速局部供血、消散瘀血、松解粘连、消除痉挛、恢复关节功能。如肩周炎患者经过推拿并配合肩关节的运动后，能够松解关节周围的粘连，消除局部疼痛而痊愈。

牛角松筋术

肌肉固化出现筋结时，人们通常对重点穴位施行指压、脚底指压等疗法，或用各种油压按摩，然而这些疗法往往在未将硬块组织肌肉疏松开以恢复其弹性、张力与正常伸展收缩功能的情况下，而直接予以强硬手法技术整骨，容易对身体造成意外损伤，对施行者的专业技术要求极高，不适合日常居家使用。因此经过实践，人们找到了一种可直接运用在筋结处疏通经络，且又适合居家使用的松筋手法——牛角松筋术，它是遵循传统经络学说，并结合肌肉组织结构原理创新开发的全方位松筋方法。

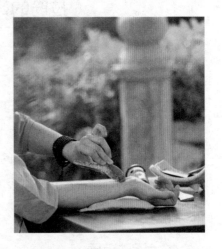

牛角松筋术在继承古人"理筋"的基础上，发扬其消除酸痛、健康调理的理念，循着全身经络与筋脉走向垂直，针对浅层筋膜、深层筋膜、诸要穴；更可通过牛角工具敏锐的触感，采用点、线、面整体操作手法，轻而易举地发掘阿是穴、肌肉粘连等，结合具有活化修护功效的乳霜，使经脉气血运行顺畅，同时帮助软组织恢复正常功能，使脏腑功能保持健康。筋脉疏通后，再配以芳香精油做顺气按摩，帮助火气、乳酸代谢，以防止火气逆冲、筋结处再度粘连。由此可知，此全方位面面俱到的经络松筋术是正确的经络调整手法，也是最适合现代人面临各种无名酸痛、身体不适时，无须借助药物就能改善症状的第三类医疗辅助手法。

牛角松筋术的每一种手法都是作用在筋膜与穴位处，故能轻易准确地帮受术者找出其筋脉不通之处，其着力所在筋膜与穴位处亦是受术者最在意的每一处酸痛。牛角松筋术可以让筋膜产生的筋结松开，肌肉组织快速恢复弹性与功能，能帮助身体气血筋脉运行顺畅，柔化肌肉，使气血运行顺畅，机体功能正常运作，令身体种种不适之症状不药而愈，更有效地保持人体健康。

拉筋的好处你知道吗?

与众多压腿、武术、舞蹈等具有拉筋功效的动作相比,拉筋的适用面更为广泛,更容易普及,而且拉筋的时间和强度可自己掌握,不易拉伤,安全指数较高。与其他中医外治法相比,拉筋简单易学,不需要严格的辅助工具,拉筋凳即可,并能让任何人借此生动地体会中医和经络的原理、疗效,是中医历史上的一大进步。此外,现代人的各种亚健康状态可以通过拉筋的方式来改善,减少不适症状的发生。以下拉筋的这些好处你都知道吗?

扩大活动范围

通过对某个身体部位的伸展,可以拉长这一部位的肌肉长度,因此能降低肌肉张力,并扩大拉伸部位的正常活动范围。身体部位的活动范围一旦扩大,四肢肌肉和肌腱就不会像之前一样随便受伤。身体部位活动范围扩大后,拉伸部位会感觉更舒服,活动更自如,肌肉和肌腱拉伤的概率会变小。

增加肌力

有人认为:"做太多伸展运动会丧失肌力,关节也会不稳定"。这种想法是不正确的。增加肌肉长度,就能增加肌肉自如收缩的距离。换句话说,拉筋伸展可以增加肌力,运动能力会因此变强,身体的动态平衡力会变得更好,控制肌肉能力也会得到改善。

减轻运动后的肌肉酸痛

大家应该有这样的经历,很久没有运动,第一次去健身或运动后,转天会觉得身体紧绷、酸痛、僵硬,往往连下楼梯都感到酸痛。剧烈运动后的这种肌肉痛,通常称为"运动后肌肉酸痛",这种酸痛由肌肉组织细微撕裂(肌纤维内的微小组织破裂)导致,拉筋伸展可作为有效的缓和运动,通过延展肌纤维、促进血液循环来减轻撕痛。

减轻疲劳

疲劳是每个人都会遇到的问题，特别是有运动习惯的人。它会降低我们的体能及脑力活动。持续做拉筋伸展可以增加柔软度，进而减轻负责运动的肌肉（主动肌）所承受的压力，达到预防疲劳的效果。

治病诊病

拉筋不仅能促进睡眠，还能防癌、抗癌、促进全身气血循环、延年益寿，普遍改善各种慢性病症状，如高血压、糖尿病、心脏病、气喘、肾病、肝病、肩周炎、失眠、心情烦躁、气血循环不良、新陈代谢变缓等。拉筋不仅能预防一些病症，还能诊断某些疾病。如拉筋时膝痛而不直，则可能有筋缩症。肝主筋，筋缩说明肝经不畅，相应的脾胃也不太好，因肝属木，脾属土，木克土。如果髋部、腘窝痛，说明膀胱经堵塞，腰有问题。膀胱与肾互为表里，共同主水，膀胱经不畅者肾经也易不通畅，水肿、肥胖、尿频、糖尿病等皆与此相关。

加强肾功能

拉筋可打通背部的督脉和膀胱经，督脉是诸阳之会，元气的通道，此脉通则肾功能能增强，而肾乃先天之本，精气之源泉，人的精力、性能力旺盛都依赖于肾功能的强大。

提升代谢能力

拉筋时身体伸展，可以使基础代谢的能力提升，还能增强淋巴循环，有效消除水肿，使身体线条变得更柔美。

疏通十二经络

筋脉的走向与十二经络相同，故筋缩处经络也不通，不通则痛。这是因为在拉筋时，人体的髋部、大腿内侧、腘窝等处会产生疼痛感，这是筋缩的症状，其相应的经络不畅。通过拉筋，可使僵硬的部位变得柔软，增强人体柔韧性，腰、膝、四肢及全身各处的痛、麻、胀等症状因此缓解或消除，重回"骨正筋柔，气血自流"的健康状态。

拉筋的常见问题及注意事项

任何治疗或保健方法或多或少都有需要我们注意的细节。拉筋时也要注意一些小细节，以达到最佳锻炼效果。下面这些拉筋常见的问题你知道吗?

拉筋前要做热身运动

我们都知道在进行跑步、游泳等运动前要进行热身，以舒活筋骨，增强身体的柔韧性，降低运动中身体意外损伤的概率。因此，在拉筋前需要进行热身运动，如慢跑、快走、左右转动身体等，目的在于使体温增加，使肌肉与肌腱处于备战状态，从而提高拉筋的效果，降低不当拉筋受伤的概率。

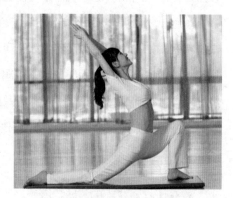

运动前后都要拉筋

多数情况下，人们只记得运动之前要拉筋，而当运动后身体疲倦时，只想着休息，却忽略了运动后的拉筋。在运动之后，虽然肌肉酸痛，可是仍然要再柔和地做一次拉筋，这样可使肌肉纤维重新调整、缓解疲劳的速度加快，下次运动时肌肉的条件会更好。

拉筋时再痛也要注意呼吸

对于刚刚开始拉筋的人来说，在拉筋时出现疼痛的现象较为常见，但要注意忍耐，注意调整呼吸，不要暂停，应该缓慢及深深地呼吸。因为暂停呼吸或屏气呼吸的行为容易处在无氧状态，导致拉筋动作不协调，从而升高拉筋受伤的概率，影响拉筋效果。

切忌只针对一个肌肉群拉筋

有些人拉筋时只喜欢拉手筋，或者只做拉脚筋的运动，这样就只有一个肌肉群运动，可能影响人体结构的平衡。一个动作，常需要许多肌肉协同完成。这些肌肉多位于不同的解剖位置，因此需要靠不同的拉筋动作一一地伸展开。除了协同肌，方向作用相反的拮抗肌也必须对等地拉伸。如果拉筋时遗漏了某个协同肌，身体在完成一些极限动作时便可能因不能完成而受伤。如果拮抗肌没有得到伸展，在肌肉强烈收缩时则会失去平衡，也会受伤。

拉筋时要学会使用"巧劲儿"

拉筋的目的之一，是利用肌肉肌腱的弹性及延伸刺激肌梭运动神经元及肌腱感受的神经讯息，而逐渐地提升伸展的潜力及忍受力。因此，无论是律动式或固定式的拉筋，动作都要缓慢而温和，千万不可猛压或急压，尤其忌讳在拉平常拉伸不到的筋时，一些人为求速成而猛烈地急压，或让别人施加外力帮忙，这样极容易因用力不当拉伤肌腱，对人体造成伤害。

疲劳状态下不要拉筋

有的人喜欢在疲劳时拉筋，认为这样能够舒筋活络，有助于恢复精神状态。其实不然，拉筋时会消耗体力，如果在疲劳状态下拉筋，容易使疲惫不堪的身体"雪上加霜"，不仅不能恢复精神状态，反而可能导致肌肉拉伤。

拉筋宜"酸"不宜痛

拉筋是一个循序渐进的过程，不能使猛力拉筋，以免拉伤肌腱。人们拉筋的程度以感觉有点"张力"或"酸"为宜，绝对不能一下子就到"痛"的程度。拉筋时产生"张力"或"酸"的感觉，是肌肉感觉神经元正确地反映拉筋的成效，但一下拉筋到"痛"的程度，便十分接近受伤了，此时如果再继续拉筋，就可能造成关节和肌肉活动范围过大，容易造成受伤。

拉筋技巧

正如前面拉筋常见问题中所述，运动前后都要拉筋，这是不可怠惰的，一定要安排时间拉筋以伸展紧绷或僵硬的身体部位，越是热衷于运动和体能锻炼的人，就越要花时间和精力进行拉筋。那么，我们应该在什么时候拉筋？如何选择最适合自己的拉筋方法呢？

选对拉筋方法

就热身运动来说，选择动态式拉筋法最有效果。而就缓和运动而言，静态及被动式拉筋最适合。如果要增加肌肉和关节活动范围，建议做单一肌群主动伸展。

随时都可以拉筋

拉筋伸展运动是放松自己和舒缓日常生活压力的好方法，看电视时拉筋，可以合理利用时间缓解压力。一开始可以先原地快走或慢跑五分钟，然后坐在电视机前的地板上开始练几个拉筋动作。如果要参加体育比赛，就要非常注意自己的身体状态，让身体保持在良好的体能状态，进而慢慢达到巅峰状态。参赛者的身体柔软度应在比赛之前达到最佳状态。很多人都是在竞技性运动时，因为急剧激烈的动作而受伤，因此，在比赛前务必好好拉筋。

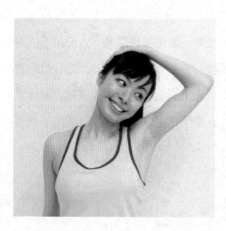

每个拉筋动作要保持多久？

这是争议性最大，也是众说纷纭的一个问题。有人认为保持 10 秒就够了。

其实 10 秒只够肌肉放松并开始延展，要对柔软度有帮助，至少每个拉筋动作要保持 20~30 秒才可以。拉筋要做得深入，必须视个人是否有经常运动的习惯或从事的运动类型而定。对于想增进健康及体能的人而言，每个动作只要保持 20 秒就足够了。然而对于从事激烈竞技性运动的人，每个动作至少要保持 30 秒，然后延长到 1 分钟以上。

每个拉筋动作要重复多少次？

每个肌群需要做多少次拉筋动作，这要视个人是否有经常运动的习惯或从事的运动类型而定。比如说，初学者应该伸展每个肌群 2~3 次。如果是从事激烈竞技性运动的人，就必须伸展每个肌群 3~5 次。

每次拉筋的时间多长适合？

初学者每次练习 5~10 分钟就够了，但专业运动员可能需要 2 小时。若是介于初学者及运动员之间，可依自己的程度调整时间长短。进行拉筋时要有耐心，没有人能够在 2~3 周内就柔软度大增，所以不要期待拉筋会带来奇迹般的效果。有些肌群需要至少 3 个月的密集拉筋才能见到成效，所以拉筋要持之以恒。

拉筋应从身体的哪个部位开始？

没有资料显示，拉筋必须遵循哪些特定的步骤。一般建议从坐姿式的拉筋入手，因为采取坐姿练习，受伤概率较小，等身体适应后再练习站姿拉筋。最简易的做法是从脚踝开始拉筋，然后往上进行到头部，或是反方向进行。只要能伸展到所有主要肌群及作用相反的肌群，采用哪种方式都可以。

拉筋时要保持正确的姿势

在进行拉筋伸展时，姿势会影响伸展运动的整体效果。不良的姿势和不正确的做法可能会造成肌肉受力不均，导致肌肉失衡，从而使身体受伤。如此一来，花时间拉筋反而未蒙其利，先受其害，这便有些得不偿失了。相反，正确的姿势能让目标肌群得到最好的伸展。

针对性拉筋，松筋骨通经络

长时间伏案工作，姿势变化少，往往会感觉下颈、腰背部酸胀不适。下面是一套针对长期伏案工作的白领量身定制的保健操，可以疏通血脉，消除肌肉疲劳，预防颈椎病、腰酸背痛等脊椎疾病。在工作之余，只需要一小块空地或是一把椅子，短短几分钟时间就可以。每次选取其中一组或几组运动，长期坚持下去，将大有裨益。

舒展脊椎：暖身操

1 抱膝运动

1. 自然平躺。双手向胸部抱握左膝，重复10次。

2. 以同样方式抱握右膝。重复10次。

3. 双手抱握双膝举向胸部。重复10次。

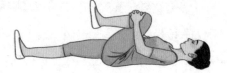

2 转膝运动

1. 自然平躺，双手与身体成90°平放在地板上，肩部贴地，足及膝并拢。

2. 保持上半身不动，抬起右侧膝盖。

3. 将膝盖尽量向左侧转，并着地。肩膀保持平放，但臀部可提起，以利脊椎旋转。然后换另一侧进行。左右各转动10次。

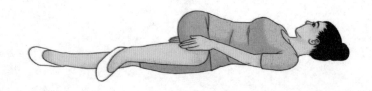

3 曲弓运动

1. 双膝着地，双手伸直贴地，身体重量平均分配在双手和双膝上。
2. 手肘保持不动，并使下背部往下凹沉，头往上抬。
3. 弓起背部，头下垂。把动作集中在下背部，有韵律地上下摆动。重复 10 次。

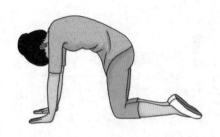

4 臀桥运动

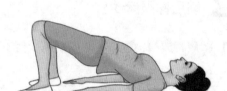

1. 自然平躺，双手放在身体两侧。
2. 屈膝，抬起背部，使腰部离地，肩膀保持平放。
3. 缩紧腹肌，然后将背部重新平放贴地。重复 10 次。

5 侧移运动

1. 两脚张开站直，体重平均分配在双脚上。
2. 肩膀保持水平，手臂放松，右臀向右移。
3. 站直，左臀向左移。从右到左，平顺地重复 10 次。

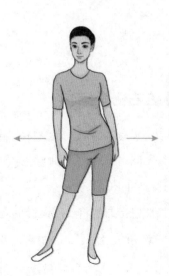

感到眩晕：颈肌训练操

1 左右旋转运动

1. 将肩膀放松，慢慢将头转向右侧。
2. 将头慢慢恢复到中间位置。
3. 将头慢慢转向左侧。重复以上动作 10 次。

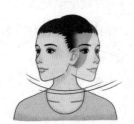

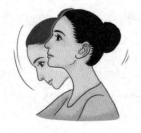

2 前后伸展运动

1. 将肩膀放松，慢慢将头向前弯，使下颌尽量紧贴前胸。
2. 将头慢慢恢复到中间位置。
3. 慢慢将头向后弯，使前额尽量保持在最高的位置上。重复以上动作 10 次。

3 左右侧偏运动

1. 肩膀和身体放松，慢慢将头偏向右肩，尽量使耳朵贴向肩膀，注意肩膀不要抬起。
2. 返回中间位置。
3. 按照以上方法将头部慢慢偏向左肩，尽量使耳朵贴向肩膀。重复以上动作 10 次。

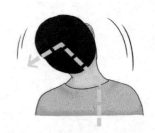

4 肩部环转运动

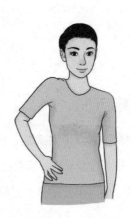

1. 将两侧肩膀放松，然后慢慢将右肩向前移。

2. 将右肩放松至中间位置。

3. 再向后移。换另一侧肩膀进行。重复以上动作
   10 次。

5 颈部环绕运动

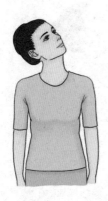

1. 头颈向前伸出，稍低头，头部从前方开始
   做环绕运动。

2. 向左（右）绕环。头部屈颈做从前、侧、后、
   还原的 360° 绕环运动。

3. 反方向重复一次。重复以上动作 10 次。

专家提示

在进行颈部环绕运动练习时，身体不要跟着一起动，颈部动作幅度要大，使颈部肌肉充分伸展，动作要缓慢。如果出现眩晕、恶心、耳鸣等不适症状，即应停止运动。

缓解腰痛：腹肌强化操

1 起身运动

1. 平躺屈膝，双手朝膝盖上方伸展。

2. 头、肩离地向前弯，保持这个姿势5秒，使腹肌紧缩。然后恢复开始的平躺姿势。

3. 重复3遍以上此动作，且尽可能缩短每个动作之间的休息时间。

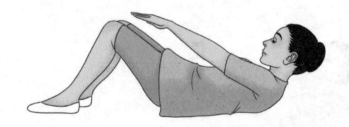

2 起伏运动

1. 取坐位，两侧髋膝屈曲，两臂环抱双小腿。

2. 在地面上向后仰，直到颈背部完全贴紧地面。

3. 借着回旋的惯性坐起。像不倒翁一样来回练习该动作。

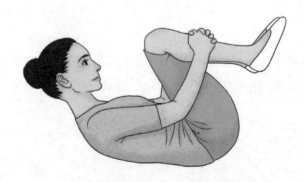

保养腰椎：腰肌操

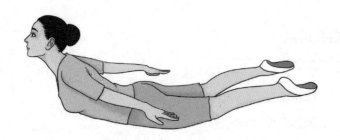

1 飞燕运动

1. 俯卧，两腿伸直，两臂伸直放于体侧。

2. 两臂、两腿伸直并同时用力向上抬起，同时挺胸抬头。

3. 还原成预备姿势。重复进行 12~16 次。

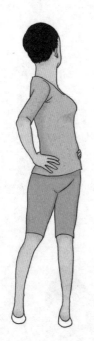

2 荷叶摆动运动

1. 站立，两足分开与肩同宽，足尖稍内旋。

2. 双手叉腰，使腰左转到极限，保持 15 秒，恢复原位。

3. 换右侧进行。重复以上动作 9 次。

消除肩酸：背肌强化操

1 跪姿抬腿运动

1. 双膝跪地，双手伸直，手掌贴地，身体重量平均分配在双手和双膝上，两手和两膝保持与肩同宽。

2. 背部弓起，头下垂，抬起并弯曲左膝，尽可能地抬向下颏。

3. 将左腿打直向后上方伸展，背部向下凹，但不要扭动臀部。将左腿收回，以同样的方式弯曲伸展右腿。每一侧重复伸展 10 次。

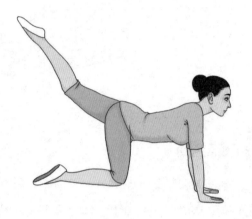

2 俯卧抬腿运动

1. 脸朝下俯卧，双手放在下巴下方，膝盖伸直。

2. 将左腿尽量抬高，然后缓缓放回原位，重复抬举起 5~10 次。感到有力时，可增加次数。

3. 抬起右腿。尽量将右腿抬高，但不要扭动臀部。右腿放回原位，重复抬举 5~10 次。感到有力时，可增加次数。

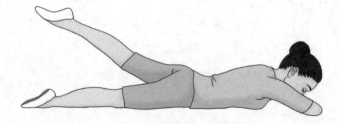

3 头肩抬举运动

1. 脸朝下俯卧，双手反握，放在背后。

2. 向后拉直双臂，抬起头及肩膀，双眼则朝下看，以免扭伤颈部。

3. 慢慢放下头及肩膀。中间不休息，重复 10 次。

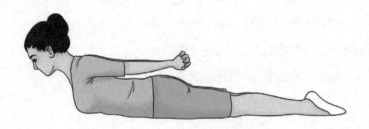

4 直腿旋转运动

1. 平躺，双腿伸直，双手放在头部两侧。

2. 保持肩膀贴在地上，举起左腿，跨过右腿。跨过后左腿要伸直，而且脚要着地，保持这个姿势 20 秒。左腿放回原位。

3. 换右腿重复以上动作，左右交替进行 10 次。

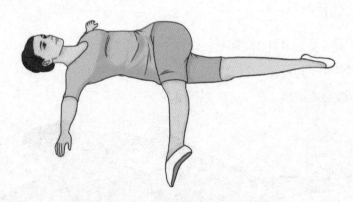

软化关节：全身伸展操

1 腿后腱肌群运动

1. 平躺，右腿弯曲、上抬，双手手指紧紧交叉放在右膝腘窝处，头部保持轻松平放。

2. 右腿伸直，拉紧大腿的肌肉，并尽量伸直右膝关节。使脚面保持与地面平行，头及左腿自然地平放在地板上，保持这个姿势 20 秒。

3. 将右腿缓缓放下。换左腿以同样的方式伸展。左右交替进行 10 次。

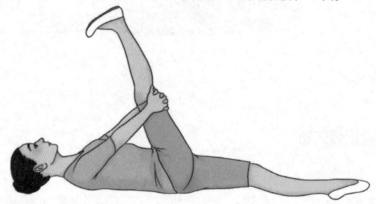

2 卧姿后折腿式

1. 脸朝下俯卧，右手紧握右脚背。

2. 将脚跟拉向臀部，保持这个姿势 20 秒。

3. 换左腿重复以上动作。左右交替进行 10 次。

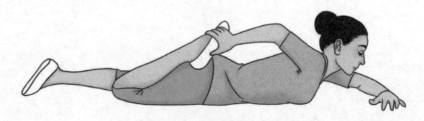

3 瑜伽伸展运动

1. 双腿伸直坐在地上，背部挺直，双手自然平放。
2. 右腿弯曲，脚掌踏放在左膝外侧。
3. 身体向右转，左手肘抵住右膝外侧。右手伸开放在斜后方，肩膀尽量向右转。保持这个姿势20秒。换方向进行。

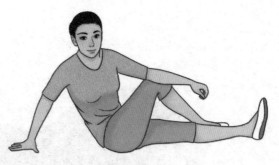

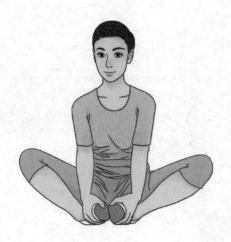

4 双腿屈曲盘坐运动

1. 双腿屈曲盘坐在地上，两脚心相对。
2. 双手自然下垂抓握住双脚。
3. 双腿两膝部缓缓用力有节奏地向下压。每天做此运动10次。

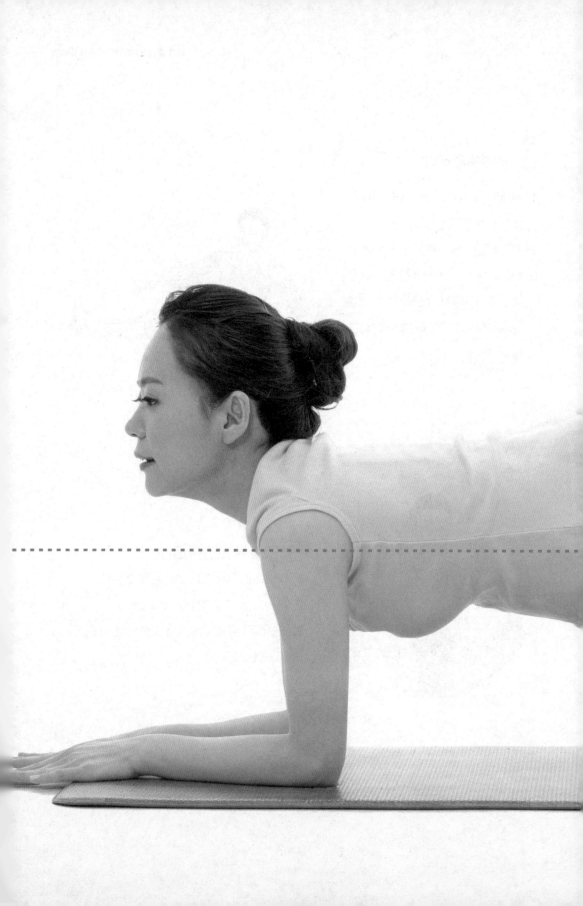

第三章

针对不同部位，
缓解疼痛症状

身体拥有良好状态的最佳方法就是维持正确、平衡的体态。良好的体态不会让骨骼歪斜、关节错位、韧带拉伤、肌肉僵硬，从而避免身体出现疼痛。

本章将介绍如何提升身体肌力与柔软度，对症改善身体各部位的疼痛状况。

疼痛部位：颈部

颈部的作用就是把头部和躯干联结起来。通过颈部的联结作用，脑部发出的各种指令传输到躯干和四肢，身体感受到的各种刺激以神经冲动的方式传送到脑部。在颈部，神经活动的传输通道是脊髓。颈部对于消化系统、呼吸系统和循环系统也起着通道作用，其通道分别为食管、气管和血管。

哪些症状可以判断颈部疾患？

自我检查时，如果有以下症状，说明颈部有疾患，要坚持做颈部伸展，以舒缓颈部疼痛。

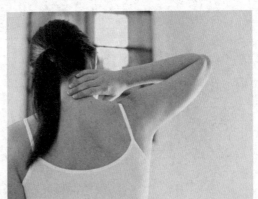

1. 原因不详的头痛、眼球酸痛都可能与颈痛有关。

2. 长时间使用电脑后，后颈部、背部、肩膀会僵硬不适。

3. 背部、肩膀经常感到酸痛、僵硬，下意识地转动脖子，却发现转不动。

4. 长时间低头玩手机或伏案工作，后颈部、背部、肩膀会僵硬不适。

5. 严重的时候，头部往后仰或向旁边转动时，手臂会有剧烈的疼痛感，同时还有严重的偏头痛与眩晕感。

办公室伸展操

◆ 背面颈部肌肉拉伸

功效：放松联结头部与颈部的肌肉，舒缓颈部周围肌肉的紧绷感。

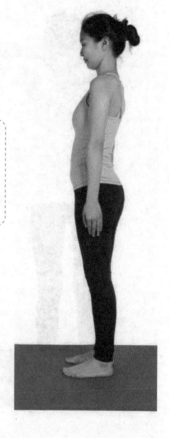

操作要点
活动颈部时，注意力度，防止用力过猛。

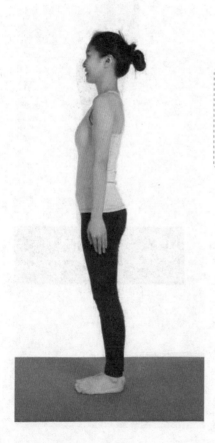

1. 挺胸抬头站好。

2. 双脚与肩同宽，双眼目视前方。下巴往胸口方向回缩，头部向后稍微推压，尽量让双眼能看到胸口，保持 6 秒，再缓缓抬起下巴。重复此动作 6 次。

◆后颈肌肉拉伸

功效：强健颈部肌肉，减轻紧绷感与疼痛感。若颈部过于疼痛，千万别勉强操作。

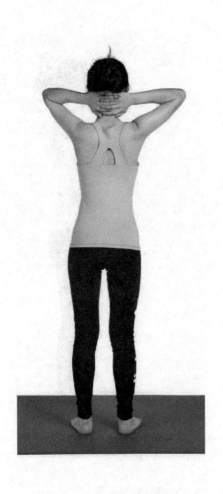

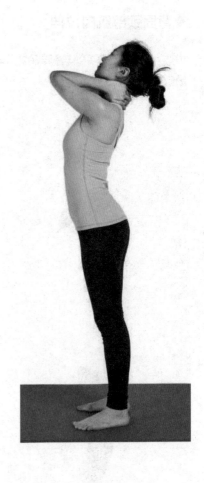

2. 头慢慢往后仰，保持 15 秒，再缓缓回正。重复此动作 3 次。

1. 抬头挺胸站好，双脚与肩同宽，双手十指紧扣置于后颈部偏上，双眼目视前方。

◆颈部两侧肌肉拉伸

功效：拉伸颈部两侧肌肉与筋膜，舒缓疼痛，减轻颈部压迫感。

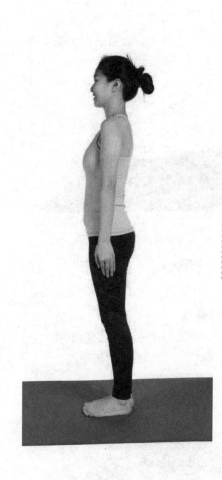

操作要点
轻压颈部时，尽量摆正身体，肩膀勿倾斜。

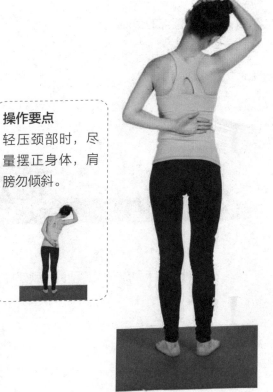

1. 挺胸抬头站好，双眼目视前方。

2. 双脚与肩同宽，一只手置于背部做稍息状，另一只手横跨头顶，扶着头部对侧，向旁边轻压颈部，保持 15 秒后再缓慢回正。重复 3 次，换另一侧重复以上动作。

家庭拉伸操

◆ 正面颈部肌肉拉伸

功效：强健咽喉部的颈部肌肉。

> **准备步骤**
> 换上舒适的运动服（背心或 T 恤，运动裤），准备一张瑜伽垫，一条厚毛巾。

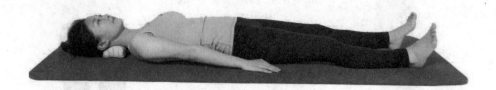

1. 平躺，两手平放在大腿两侧，颈部枕在厚毛巾上。

> **操作要点**
> 下巴向胸口方向回缩时，配合呼吸，长长吐出一口气后再抬起下巴。

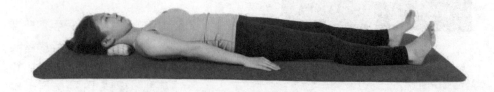

2. 下巴向胸口方向回缩，尽量让双眼能看到胸口，保持 6 秒，再缓缓抬起下巴。重复此动作 6 次。

不同原因引起的颈部疼痛

◆姿势正确才不易患颈椎病

颈椎病又称颈椎综合征，是由于颈部长期处于紧张的工作状态，劳累过度，形成劳损；或颈椎及其周围软组织发生病理改变，如颈椎骨质增生、椎间隙变窄、椎间盘突出等，使得颈部神经、血管或脊髓受到压迫、刺激而导致的一组复杂的综合征。

颈椎病的分型

分型	症状
局部型颈椎病	颈部剧烈疼痛，并放射到枕顶部或肩部，头部活动严重受限，患者为了缓解疼痛常用手托住下颌
交感型颈椎病	头痛、恶心；视线模糊、眼睛干涩、眼窝有胀痛感；肢体怕冷发凉、局部多汗；头晕眼花、眼睑下垂、鼻塞等
椎动脉型颈椎病	位置型眩晕或猝倒；耳聋、耳鸣、视觉障碍；感觉异常、无力持物；对侧肢体轻微瘫痪
脊髓型颈椎病	步态不稳、行走不便、走路时有轻飘飘的感觉；单侧或双侧下肢颤抖、乏力、麻木
神经根型颈椎病	肩、颈、背、上肢某一处出现持续性酸痛，并放射到手肘处，还会出现针刺或触电般疼痛；颈部及上肢运动障碍
混合型颈椎病	两种或两种以上上述病症同时存在即为混合型颈椎病，它的症状复杂，体征不一

生活小保健

长时间伏案工作的人首先在坐姿上应保持自然的端坐位，头略前倾，保证头、颈、胸的正常生理曲线不受影响。每当伏案一段时间后，应抬头远望1分钟左右。

◆为什么低头时头痛、手臂酸麻？

随着生活环境的改善，以及人们生活方式的转变，颈椎病的发病率也日益上升，尤其是上班族，患颈椎病的概率更高。上班族长时间的不当坐姿和工作姿势会导致颈椎发病。低头的时候，不仅脖子痛，而且还有头痛、手臂酸麻的症状，这多半是颈椎间盘突出造成的。颈椎间盘突出或狭窄都会导致头痛，颈椎间盘突出时会压迫颈部、肩部、手臂神经，从而引发疼痛，严重时手臂可能变得无力。

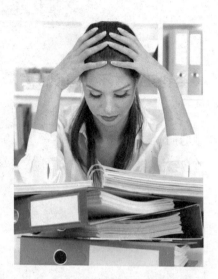

幸运的是，颈椎间盘突出比腰椎间盘突出容易治疗，只要改正不良的姿势就有 50% 痊愈的概率。要保持正确的姿势，以维持颈椎健康。

生活小保健

1. 使用高度适中的枕头，避免过高或过低压迫颈部神经。

2. 尽量避免趴着睡觉，以免造成颈椎歪斜。

3. 长时间使用电脑，可选用带颈枕的座椅，让头部得以倚靠。

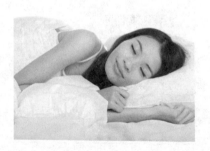

4. 电脑屏幕尽量置于可以与眼睛平视的位置，减少低头的时间。

5. 使用电脑时，避免让头前倾，以免压迫颈椎。

◆脖子后仰就会痛，多半是骨刺和趴着睡觉所致

脖子后仰产生疼痛的原因有二，一是肌肉紧缩，二是颈椎关节相互碰撞所致。脊椎后方的关节又称为小面关节，当头往后仰的时候，小面关节就会受到碰撞而发炎，进而导致关节骨质增生；增生后的骨头会压迫附近的组织，甚至往神经通路生长而压迫神经。

一旦发生脖子后仰会疼痛的情况就要尽量避免做这个动作，或在工作时佩戴护颈，以便舒缓疼痛。另外，习惯趴着睡觉的人因为歪头而对关节造成压力，故而出现脖子后仰或转头时疼痛。

人的颈部有一条从颈部连接至锁骨的肌肉，即胸锁乳突肌。胸锁乳突肌的方向是斜的，当我们趴着睡觉时，头部会稍微歪斜，导致脖子两侧肌肉一边变短一边拉长，变短那侧的脊椎关节会因此相互碰撞，导致关节磨损。因此，建议有趴着睡觉习惯的人平时要多按摩颈部肌肉，让肌肉舒缓，以防脖子产生疼痛感，或让疼痛继续恶化。

生活小保健

1. 避免和减少急性损伤，如避免抬重物，不要紧急刹车等。

2. 风寒可使局部血管收缩，血流减慢，有碍组织的代谢和废物清除，潮湿阻碍皮肤水分蒸发。故要避免午夜、凌晨洗澡或受风寒吹袭。

3. 积极治疗局部感染和其他疾病。

4. 改正不良姿势，减少劳损，每当低头或仰头 1~2 小时的时候，要做颈部活动，以减轻肌肉紧张度。

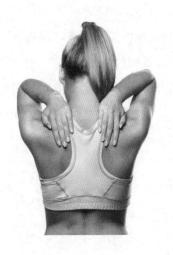

◆转头有"咔"的声响且疼痛不已，多半是因为落枕

想必很多人都有这样的经历：某天早晨一起床，稍微转动一下脖子就听见"咔"一声，并且伴有剧烈疼痛，脖子无法转动了。这多半是落枕了。

颈椎和腰椎上的韧带特别多，它们联结脊椎骨的前后，以及脊椎关节的每个环节，稳定着脊椎骨。不仅肌肉会扭伤，韧带也会。所谓韧带扭伤指的就是韧带松弛或者断裂。轻微的情况是韧带扭伤，严重的情况就是韧带断裂，韧带断裂的瞬间会让人痛到无法动弹。颈椎后方韧带较多，所以低头时产生疼痛是最常见的症状。

当我们转动脖子时，脊椎的关节也会随之扭转，与之相连的受伤韧带会因受到压力而产生疼痛。一般来说，若是肌肉拉伤，2~3 天后疼痛会自然消失，但是韧带受伤就比较严重了，不但疼痛持续超过 7 天，而且韧带愈合后还会变粗，进而可能造成脊椎歪斜，或者在转动脖子的时候经常发出"咔"的声响。

生活小保健

肌肉拉伤时可冰敷或按摩缓解；也可以在洗澡的时候用水柱按摩颈部肌肉，第一天用凉水冲洗，第二天开始用热水和凉水交替冲洗。如果是韧带扭伤，则需要冰敷 2~3 天，并连续服用几天消炎药，佩戴护颈，避免脖子扭动。

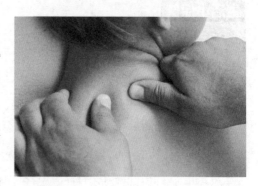

若疼痛舒缓了，不妨慢慢转动脖子，检查恢复的情况。

疼痛部位：肩膀

　　肩膀指的是背部和肋部到头部之间的部分，此处的血液供应主要来自肩胛上动脉和旋肱前、后动脉的分支。肩膀的运动范围较大，但稳固性较差，临床上易发生肩关节脱位。肩膀最容易发生肩周炎，故而在日常生活中要做好防治工作。

哪些症状可以判断肩部疾患？

　　自我检查时，如果有以下症状，就说明肩膀有疾患，要坚持做肩膀伸展，以舒缓肩膀疼痛。

　　1.早上起床或长时间伏案工作后，想伸个懒腰却发现无法做到。

　　2.举起手臂、转动手臂或者拿高处的物品时，肩膀会痛。

　　3.无法做需要频繁使用肩膀的剧烈运动，例如打排球、羽毛球、乒乓球、篮球、棒球等。

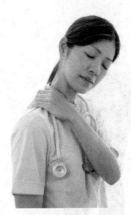

　　4.因为曾经肩膀脱臼，所以经常有肩膀再次脱臼的错觉，每天十分不安。

　　5.严重时，肩膀有发热、肿胀和变色的症状，稍一动肩关节就会发出声响，生活中需要用到肩膀发力的小事无法完成，例如梳头发、吹头发、如厕、接听电话、用餐等。

办公室伸展操

◆肩膀后侧肌肉拉伸

功效：拉伸肩膀后侧的韧带、肌肉、上臂
与侧腹部上方肌肉，减轻疼痛。

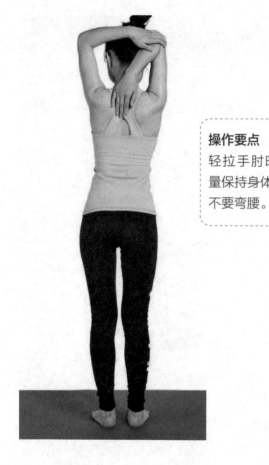
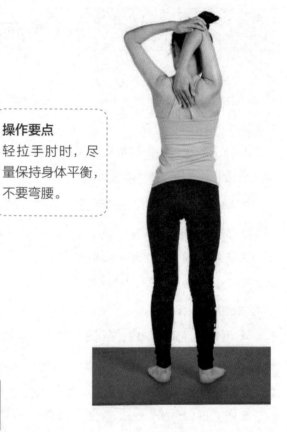

操作要点
轻拉手肘时，尽
量保持身体平衡，
不要弯腰。

2. 抓住手肘轻轻往对侧下压，保
持 15 秒再返回原位。重复此
动作 3 次，换另一侧操作。

1. 抬头挺胸站好，双脚与肩同宽，
一只手握住另一只手的手肘，
抬手置于头部后方，手臂伸
直，双眼目视前方。

◆肩部肌肉拉伸

功效：拉伸肩膀后方肌肉与肩胛骨周围肌肉，舒缓疼痛。

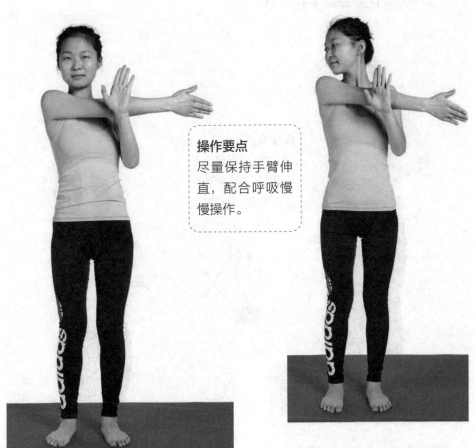

操作要点
尽量保持手臂伸直，配合呼吸慢慢操作。

1. 抬头挺胸站好，双脚与肩同宽，一只手臂向前伸直，与肩膀垂直。另一只手弯曲并勾住伸直的手臂。

2. 用力将伸直的手臂往内侧拉，同时脸部转向反方向，保持15秒，再缓缓恢复原状。重复此动作3次，再换方向操作。

家庭拉伸操

◆肩关节拉伸

功效：拉伸肩关节囊与内侧肌肉，减轻疼痛。

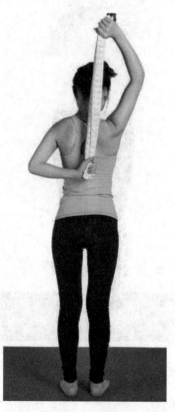

准备步骤
换上舒适的运动服（背心或 T 恤加运动裤），准备一个瑜伽垫，一条毛巾。

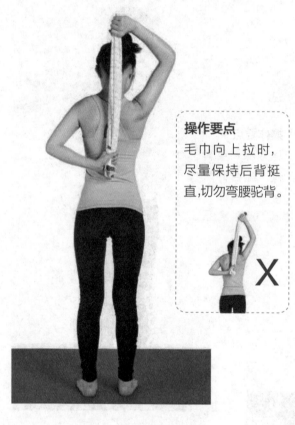

操作要点
毛巾向上拉时，尽量保持后背挺直，切勿弯腰驼背。

X

1. 抬头挺胸站好，双脚与肩同宽，右手将毛巾悬在头部后侧的肩上方，左手从背后抓住毛巾下部。

2. 右手将毛巾提起，缓慢上移，保持 30 秒，再缓慢释放。换另一侧操作。

◆肩关节囊拉伸

功效：拉伸肩关节囊，放松肩膀并减轻疼痛。

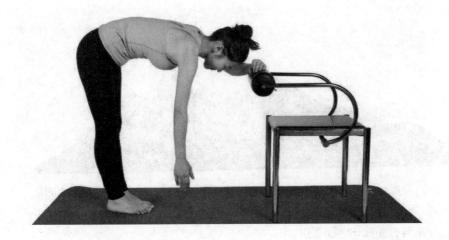

1. 准备一把椅子。一只手抓住椅背支撑身体，弯腰，上半身与下半身呈 90°角。

> **操作要点**
> 尽量利用惯性而
> 不施力。

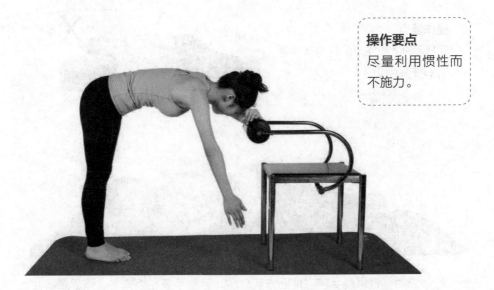

2. 另一只手朝下伸直，顺时针画圆转动 30 秒，休息 10 秒后再转动 30 秒。换
方向以同样的手法操作。

◆肩膀肌肉拉伸

功效：拉伸三角肌与肩关节囊的韧带，减轻疼痛。

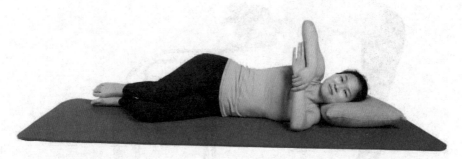

1. 侧卧在瑜伽垫上，颈部枕在厚毛巾或枕头上，屈膝，疼痛的肩膀接触地面。疼痛侧的手肘弯曲呈 90°，用另一只手紧抓患侧手腕，手肘不离地，抬高前臂，使其与地面垂直。

操作要点
轻压手腕时，注意保持身体平衡，切勿往后倒。

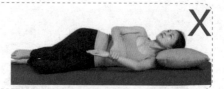

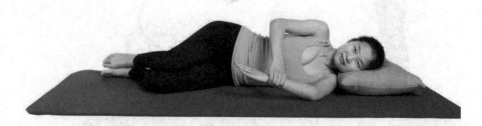

2. 手施力，将患侧手腕往地面方向轻压，患侧手腕也要施力，但尽量不要碰到地面，保持 15 秒。重复此动作 3 次。

不同原因引起的肩部疼痛

◆如何解决"五十肩"的困扰

厨师、教师、会计、司机及从事手工劳动的人常常有这样的感觉：肩部像被固定了一样，活动不便。在肩膀的前面靠外侧的部分出现疼痛，疼痛随着肩膀的疲劳程度不同而时轻时重，夜晚的时候甚至会被疼醒，甚至会引起肌肉痉挛，这就是肩关节周围炎，简称肩周炎。

肩周炎是各种肩部疾病中最常见的一种。以前50岁左右的人最容易得这种病，所以又称为"五十肩"。随着使用电脑工作的人越来越多，肩周炎已经成了上班族的常见病。

常见症状

按照症状发生的先后顺序，分为开始期、冻结期和解冻期。

1. 开始期：主要表现为肩关节不适，有束缚感，疼痛常局限于肩关节的前外侧，也可放射至三角肌的终点，随着病情的发展，肩关节开始变得僵硬。

2. 冻结期：持续时间可长可短，从数周到数年不等，疼痛可轻可重，其特点主要是疼痛多在夜间加重，影响睡眠；活动时引起剧烈疼痛和肌肉痉挛，肩关节活动受限，像被凝固、冻结一样。

3. 解冻期：疼痛逐渐减轻，肩关节逐渐松弛，盂肱关节逐渐恢复活动，一些患者肩关节的功能只能部分恢复，部分呈现强直状态。

缓解办法

患者站立，双脚分开，与肩同宽，挺胸收腹，头摆正，肘关节伸直，做两肩环绕运动，每日1~3次，每次约10下，频率为每分钟6~8下。

◆类风湿性关节炎，女性关节痛的元凶

有的人没有缘故地出现低烧、全身乏力、食欲减退等症状，之后关节开始变得红肿、疼痛，有时疼痛会很严重，关节弯曲都很困难，早晨起床的时候更是关节僵硬，有时候疼痛会减轻，甚至没什么感觉，但很快就又复发，这就是类风湿性关节炎。

类风湿性关节炎是一种慢性全身性自身免疫系统疾病，以关节滑膜炎为主要特征。青壮年是此病的高发人群，约80%的患者在20~45岁之间发病。

常见症状

分型	症状
缓慢发病	有60%~70%的患者是缓慢发病的，最初症状是低烧、疲乏无力、食欲减退，短则几周，长则数月，会有对称性的关节肿痛，活动受限，尤其是早晨起床时关节僵硬严重。继而关节周围的肌肉开始萎缩且无力
急性发病	8%~15%的患者症状与缓慢发病相似，但病情进展要快得多，多个关节几乎同时出现红肿热痛的炎症反应和明显的活动障碍。早期时常不对称，之后双侧关节相继发病
中间型发病	15%~20%的患者发病和严重程度都在急性发病和缓慢发病之间，在发病后的几天到几周内，出现关节炎症和活动受限，但全身症状比缓慢发病更明显
复发型发病	发病初期呈急性的间歇性关节炎，只有1~2个关节出现局部肿胀及疼痛，有时伴有红斑。持续数小时至数日会自动消退，但很快又复发，两次发病之间的间歇期没有任何症状

缓解办法

患者取坐姿，操作者一只手扶着患者肩部，另一只手握住患者手臂，带动肩部、肘部、腕关节摇动。绕环3~5遍。

◆中年女性的困扰：肱二头肌发炎

中年女性常常会发生肩部肿胀，用手按压靠胸前一侧，会感到持续疼痛，还有人会有肩后侧疼痛。尤其是在做梳头、提裤、穿脱衣袖等动作时，会突然产生剧烈疼痛和肌肉痉挛，这就是肱二头肌肌腱炎。

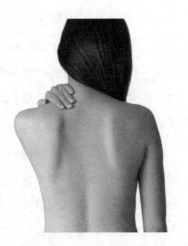

肌腱炎是肌腱本身或者周围组织的炎症，其中最常见的就是腱鞘炎。腱鞘多位于手部和足部的关节附近及肌肉长腱的周围，即套在肌腱外面的双层套管样密闭的滑膜管，两层指尖有一空腔即滑液腔，内有腱鞘滑液，其内层与肌腱紧密相贴，外层衬于腱鞘纤维里面，具有固定、保护和润滑肌腱的作用，使肌腱免受摩擦或压迫。

常见症状

本病多见于 40 岁以上的中年人，女性居多。主要有以下症状。

1. 急性期，疼痛和肩部肌肉痉挛可使肩关节活动受限，后期会发展成肩关节僵硬及肌肉萎缩。

2. 患侧肩部肿胀，肩前方有持续性的压痛，疼痛向手臂远端发散。部分患者的疼痛会出现在肩的背侧和后外侧。

3. 在做梳头、提裤、穿脱衣袖等动作时，会突然产生剧烈疼痛。肩部内旋或者后弯时，疼痛较为明显。

缓解办法

患者取坐姿，操作者站在患侧肩前方，两手分别轻轻地握住患侧手臂和腕部，较大幅度地抖动，每分钟抖动 160 次。

◆不是"五十肩"，但肩膀肿胀、剧痛？

有的人在经历急刹车之后，肩背部会酸痛，在脖子靠近肩膀的地方还能摸到硬成一团的肌肉块。头向后仰时，疼痛能稍微缓解，可是如果歪头或向前探头，又会变得特别疼，按一按或者捶一捶，感觉会舒服些，这是斜方肌损伤。

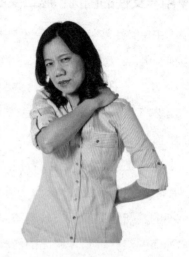

斜方肌收缩时，肩胛骨向内接近脊柱，上部肌纤维收缩能使肩胛上提，下部肌纤维收缩会使肩胛下降。当其他肌肉固定住肩胛骨时，单侧斜方肌收缩能完成头后仰并稍稍旋向对侧的动作，两侧同时收缩则能使头向后仰。耸肩向上的动作会利用斜方肌上部的力量，手臂下压会利用斜方肌中下部的力量，比如健身中的重锤下拉。因此，做这些动作或锻炼的时候，都有可能使斜方肌受伤。

常见症状

1. 颈斜方肌的慢性损伤多缓慢发病，以单侧损伤多见。

2. 患者会感到一侧颈、肩、背部酸痛，有负重感，还会伴有头痛。

3. 近颈部处肌肉紧张、僵硬，能摸到挛缩的团块，挤压时感到疼痛。

4. 患侧做后仰活动会感到舒服，颈部活动时会感到斜方肌受牵拉。

5. 肩胛上、下缘肌肉成条索状，有压痛和酸胀感，可放射至患肩和患侧头枕部。

6. 按压、捶打患处能缓解疼痛。

缓解办法

患者取坐姿，操作者站在其身后，用拇指、示指、中指拿捏斜方肌，并向上提起数次。力量不宜过大，以患者能忍受的痛感为度。

◆肩周肌肉劳损由肌肉失衡所致

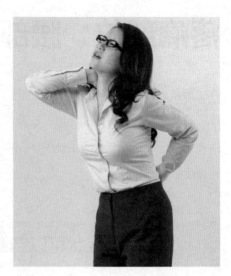

肩胛骨周围由丰富的肌肉构成肌肉群，一些不良习惯和错误的运动方法会使多块肩周肌肉同时受到损伤。急性损伤一般发生在投掷、引体等动作中，多见于运动员；慢性劳损则可以由生活中的重复动作和强迫性体位等造成，这就是肩周肌肉劳损。

肩周肌肉与胸壁形成一个特殊的结构，它在功能上与关节相似，而解剖构造却与关节有很大区别。肩周肌肉劳损大多不是单一肌肉损伤，而是多块肌肉的同时损伤，大多见于冈上肌、冈下肌、大小菱形肌、大小圆肌、肩胛下肌损伤等。

常见症状

1. 肩胛骨周围肌肉出现广泛性疼痛，或者局部久痛不适。

2. 做转动头部、抬举上肢、探臂前伸、向后屈肘等活动时，疼痛加剧。

3. 疼痛向上可牵扯同侧颈部，向前、向后可牵扯背部和腋下。

4. 压痛点出现在肩胛骨周围，主要是肌肉边缘肌腱处。

缓解办法

患者取坐姿，操作者站在其患侧背后，用拇指、示指、中指和无名指拿捏肩周肌肉，重点在有条索样改变的肌肉，手法不宜过重。

疼痛部位：腰部

腰是人体最重要的连接部位之一，人体的许多活动都需要腰部来支撑，如果在年轻的时候没有做好腰部保健，随着年龄增长，各种腰部疾病逐渐出现。腰部出现疼痛后，一定要到专科医生处就诊。平时要注意锻炼不经常运动的腰肌，改正不良的生活和工作习惯。

哪些症状可以判断隐藏性腰部疾患？

自我检查时，如果有以下症状，就说明腰部有疾患，要坚持做腰部伸展，以舒缓腰部疼痛。

1. 早晨起床时，腰部稍感僵硬不适，没办法马上起身，需要翻来覆去好一会儿，待腰部的僵硬缓解了才能慢慢坐起。

2. 长时间俯身做家务活，例如洗衣服、擦地、打扫房间，或长时间在厨房做饭，腰部会有些僵硬不适。

3. 在激烈运动后，例如短跑、跳远、打篮球等，腰部不时会有负重感，仿佛腰部绑上了一个十几斤重的沙袋。

4. 站或坐未超过一小时就觉得腰部僵硬、酸痛，但只要一躺在床上就会感到十分舒服，整个人都放松了。

5. 长时间工作后，坐下再站起来时，腰挺不起来，或站着再坐下时，腰弯不下去。另外，还会习惯性"闪腰"。

6. 腰痛如果严重，咳嗽或者打喷嚏时，就会感到腰部随着咳嗽和喷嚏一阵一阵地疼痛。

7. 腰痛时用毛巾热敷或者用艾灸灸治，会使腰部感到放松，整个人也会有神清气爽的感觉。

家庭拉伸操

◆腰臀部肌肉拉伸 1

功效： 延展腰部的核心肌肉、臀部肌肉（臀中肌、臀大肌）与韧带，减轻疼痛。

准备步骤
换上舒适的运动服（背心或 T 恤加运动裤），准备一个瑜伽垫。

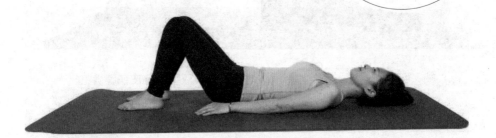

1. 平躺，屈膝。

操作要点
双腿并拢拉起来时，臀部放松，腰部不要腾空。

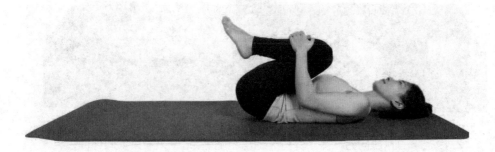

2. 双手紧抓膝盖，再慢慢往胸口方向拉，保持 15 秒。重复此动作 3 次。

◆腰臀部肌肉拉伸 2

功效：延展腰部的核心肌肉、臀部肌肉（臀中肌、臀大肌），减轻疼痛。

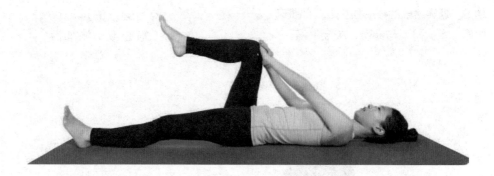

1. 平躺，屈膝。抬起一条腿，小腿与地面平行，双手相叠按在膝盖上。

操作要点
腰部不要腾空。

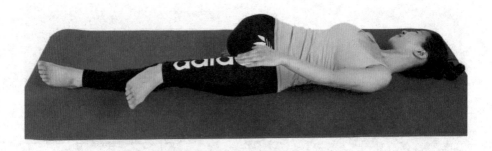

2. 抬起来的腿压向另一侧，保持大腿与小腿呈 90°，一只手向外伸直，紧贴地面，脸转向伸直的手，这个动作保持 15 秒后恢复原状。重复此动作 3 次后，换方向操作。

◆前侧大腿肌肉拉伸

功效：强健大腿的肌肉。

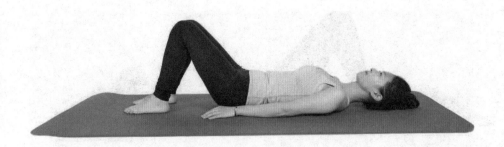

1. 平躺，屈膝。

操作要点
注意腰部要紧贴地面。

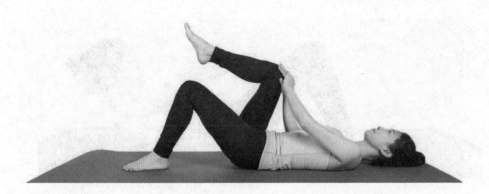

2. 大腿抬起，与身体呈 90°，双手相叠按在膝盖上，保持 6 秒后放下。重
   复此动作 6 次后，换方向操作。

◆腹部肌肉拉伸 1

功效：强健腹部肌肉，有助于稳定脊椎，同时也能减轻椎间盘的压力。

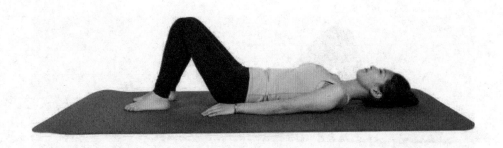

1.平躺，屈膝。

> **操作要点**
> 上半身抬起时，背部和腰部要紧贴地面，下巴往胸口方向收缩。

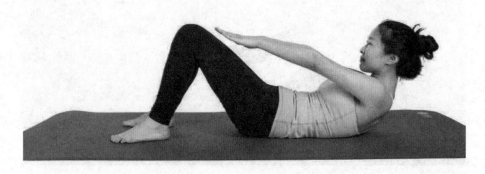

2.上半身微抬，双臂伸直置于大腿前侧，保持 6 秒后轻轻放下。重复此动作 6 次。

◆腹部肌肉拉伸 2

功效：延展腹部肌肉，舒缓腰部肌肉，有助于恢复向后突起的椎间盘。

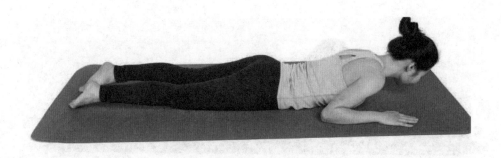

1. 趴在瑜伽垫上，双臂置于胸口两侧，手肘紧贴地面。

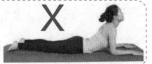

操作要点
上半身抬起时，头不要往后仰。

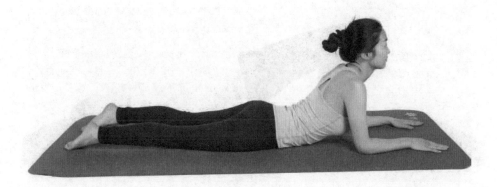

2. 抬起上半身，挺起腰部，眼睛直视前方。此动作保持 15 秒后回到起始位。
   重复此动作 3 次。

◆下半身肌肉拉伸

功效：强健臀部肌肉、腰部肌肉与大腿后侧肌肉。

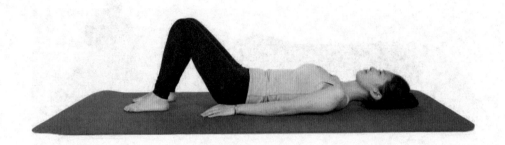

1. 平躺，屈膝。

操作要点
勿过度抬高臀部、挺胸等。

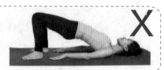

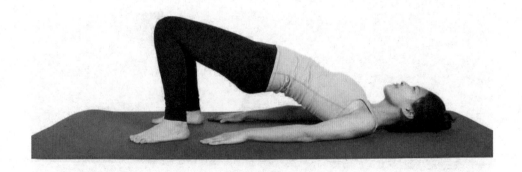

2. 双脚分开，与肩同宽，双臂支撑地面。臀部用力抬起来，让胸口与腹部呈
   一直线，保持 6 秒后回到起始位。重复此动作 6 次。

◆腰背部肌肉拉伸 1

功效：强健腰背部肌肉，缓解椎间盘负担。

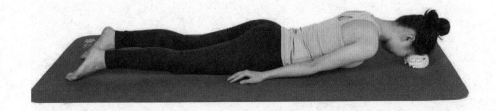

1. 趴在瑜伽垫上，双手紧贴在大腿两侧，双脚分开，与肩同宽。

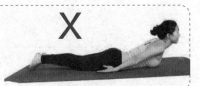

操作要点
抬起上半身时，往肩胛骨中间集中用力。不要抬头。

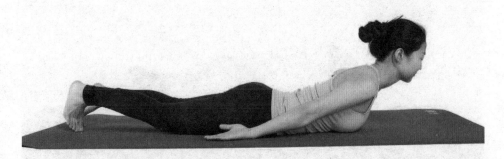

2. 勾脚，抬起上半身，挺起腰部，下巴微缩，保持 6 秒后回到起始位。重复此动作 6 次。

◆腰背部肌肉拉伸 2

功效：延展腰背部肌肉，减轻疼痛（膝盖疼痛患者请勿操作）。

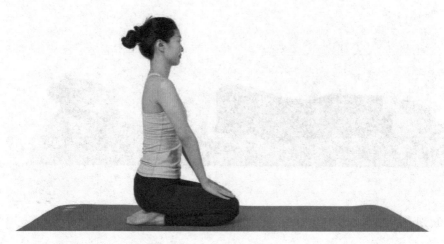

1. 身体呈跪姿，臀部压在脚跟上，腰背挺直。

操作要点
双臂向前延伸时，臀部不可离开脚跟。

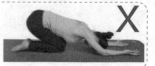

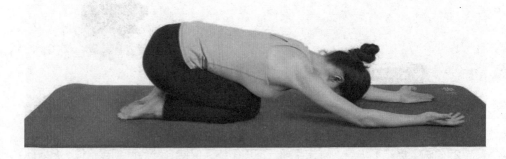

2. 弯腰，手臂伸直，尽量向前延伸，胸部紧贴大腿，保持 15 秒再直起腰。
重复此动作 3 次。

不同原因引起的腰部疼痛

◆搬重物"闪腰"，严重者可导致椎间盘破裂

相信大家会有因为搬重物而"闪腰"的经历，或因抬水，或因搬花盆，或因搬箱子……

"闪腰"的时候，通常是伤到肌肉或韧带，这种"闪腰"是拉伤或者扭伤，大多数在一周内疼痛就能缓解。但是如果超过一周，甚至一个月疼痛依然未缓解，那么就要警惕了，多半是因为椎间盘破裂，要尽快去医院做检查。

椎间盘突然承压或者是大动作的旋转，都有可能导致椎间盘破裂。椎间盘是由具有韧性的纤维组织和髓核所组成的软骨组织，可以承受强大的压力。椎间盘破裂是指围绕髓核的纤维环破裂，这时会有强烈的疼痛感。特别在久坐或久站后想换姿势时疼痛不已，活动腰部时也会变得十分困难。

破裂的椎间盘愈合后，疼痛能舒缓，但是愈合后的椎间盘会产生瘢痕，这种瘢痕会使组织增厚，而产生神经受压迫的后遗症，久而久之，可能会发展成椎管狭窄症。

缓解办法

椎间盘破裂患者要注意保养椎间盘，避免愈合后再次破裂。日常生活中要做好三件事。

1. 让脊椎保持一个月的休养状态，尽量不要过度使用脊椎，尽可能地卧床休息。

2. 佩戴好紧身束腰等护具，用以限制腰部活动，有助于椎间盘修复。

3. 修正不良姿势，例如不要长时间低头玩手机，或侧卧玩手机。

◆侧腹部疼痛，是姿势不良的后遗症

不少人都曾经有过侧腹部疼痛，一般都是因姿势不正确造成的。长时间以不正确的姿势运动、坐着工作、看书、用电脑等，都有可能引发侧腹部疼痛。那么，造成侧腹部疼痛的本质原因是什么呢？这多数是肌肉疼痛引起的，也有可能是肾脏或胃出了问题。如果长时间侧腹部疼痛，就得上医院检查一下内脏是否有异常。

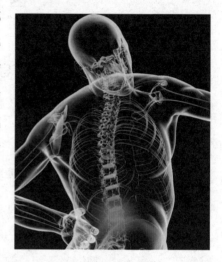

长时间伏案学习的学生抑或伏案工作的成年人容易发生脊柱侧弯；经常打高尔夫球的人由于习惯了向某一侧挥杆，可能会造成脊椎和盆骨歪斜；经常用电脑的人，容易让身体侧重于某一侧，从而导致这一侧的肌肉活动不足而渐渐萎缩。时间一长，萎缩的肌肉就会僵硬，甚至出现粘连的情况。以上这些情况都能导致侧腹部疼痛。不仅如此，脊椎歪斜还容易造成关节相互撞击，引起关节疼痛甚至变成脊柱关节炎，加速关节退化，使骨骼提前老化。

缓解办法

脊椎不舒服的时候，可以每 10 分钟伸伸懒腰，即使坐着也可以进行。另外，也可以用手指扭拧侧腹部肌肉，轻轻按摩可以预防肌肉僵硬，亦能减轻疼痛。

◆腰痛多因椎间盘突出或椎管狭窄引起

腰部疼痛是最常见的痛证之一。小时候，每当我们跟家长说腰痛的时候，家长总会以"小孩子哪有腰"的说法来打发这个话题。其实，无论是成年人还是未成年人，都会有腰痛的状况发生，只是成年人由于年纪大，疼痛的症状比较明显而已。

腰痛种类繁多，或是因上背部疼痛而引发骨盆疼痛，或是因弯腰、后仰、扭转

时引起疼痛。腰痛的根源可能来自脊椎、脊椎关节、腰部肌肉、韧带、椎间盘、神经等部位，疼痛程度因人而异。有的人肌肉酸痛，有的人关节疼痛，有的人肌肉和关节都疼痛。

当我们弯腰时感觉到疼痛，多半与椎间盘突出有关。如果椎间盘突出，当我们弯腰时，椎间盘就会向后推挤，压迫神经从而引发疼痛。严重时，腿部都能感到疼痛。

另外，腰部肌肉与骨盆后端相连，当肌肉紧缩而僵硬时，就很难再伸展开。此时过度伸展反而会拉伤或者撕裂肌肉，从而引发腰痛。特别是关节处肌肉受到拉扯时，疼痛感会更加明显。僵硬的韧带在弯腰时被拉开也会引发腰痛。正常情况下，韧带在伸展的时候不会产生疼痛，应该有舒适感。

当我们伸懒腰或后仰时腰部感到疼痛，多半与椎管狭窄有关。由于脊椎的小面关节位于腰椎后方，当后仰时，关节就会相互碰撞而引起疼痛。

平时要养成良好的行为习惯，注意保持良好的姿势，不要久坐、久站，一个姿势一旦保持超过了 20 分钟，肌肉就会开始紧绷，加剧腰酸背痛。

缓解办法

仰卧，双脚分开，与肩同宽，膝关节屈起并拢，双手上举过头顶平放，掌心向上或者掌心向内相对。最初双臂伸不直也没关系，保持时间越长效果越好。

当工作需要久坐时，应坐高度适中的硬板椅子，坐上去使膝关节略高于髋关节，使背部紧靠椅背，以便让腰部肌肉得到放松和休息，减少腰部后伸。如椅子过高，可将双脚垫起来。椅子的靠背要高至肩胛骨下方，以保护腰部。注意要定时改变、调整姿势和体位，或做简单的放松运动。

◆弯腰时下肢酸痛，多半是因为椎间盘突出

脊椎的椎间盘是软骨，但与膝盖关节里柔软的软骨不同，椎间盘的软骨比较硬，作用是支撑脊柱的重量。一旦椎间盘无法承受脊柱施加的压力就会出现劳损或破裂的状况。椎间盘突出就是椎间盘被挤到而压迫神经，而这里的神经通向两个地方，即腰部和下肢。

当椎间盘压迫通往腰部的神经时，就会引发腰痛；反之，压迫通往下肢的神经时，就会引发下肢酸痛。

椎间盘突出可分为三种，即膨出型、突出型和脱出型。膨出型是初期症状，而脱出型是最严重的。如果是椎间盘突出，要多注意改正不良姿势。正确的姿势可以减少椎间盘的压力，防止突出型恶化成脱出型。例如躺着的姿势对椎间盘施加的压力是最小的，几乎为零；站着的姿势对椎间盘施加的压力是 100 千克；坐着的姿势是 200 千克；而弯腰的姿势对椎间盘施加的压力可达 300 千克。因此，椎间盘突出患者日常生活中要尽量避免坐姿，洗脸时也要尽量避免弯腰。如果避免不了坐姿，就尽量把腰部伸直。

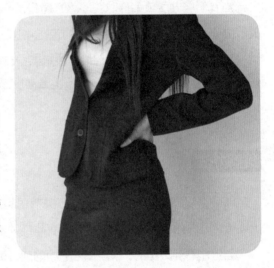

缓解办法

平躺起身时，建议先把身体转向一侧再缓慢起身。搭乘公交时尽量避免坐着，每天多走路不仅可以减少椎间盘的压力，还可以稍微减轻疼痛的现象。腰椎间盘突出患者的腰部肌肉会特别僵硬、紧绷，可以利用按摩或伸懒腰放松腰部肌肉。

总而言之，椎间盘突出患者只要能保持良好的姿势、接受治疗、坚持训练腰部柔软度和肌力，便可以恢复正常。

◆侧弯腰时会痛，是因为小面关节出现了问题

向前弯腰会痛，向左右弯腰会痛，打球腰部也会痛，这多半是小面关节出现了问题。脊椎有两种关节，一种是存在于椎间盘的关节，另一种是位于后方的小面关节。当腰往前弯或大幅度左右弯腰时，小面关节一侧互相撞击，另一侧则被拉开。被撞击的那一侧会因碰撞而产生疼痛，被拉开的一侧则会随着分离而产生疼痛。打球时因为大幅度向某一侧转腰，使该侧的小面关节受到撞击而产生发炎现象。严重时，变粗大的关节会向神经处生长，从而引发椎管狭窄症。

缓解办法

腰痛患者挺直脊柱，做上下伸展运动，并尽量避免向前后弯腰或向左右弯腰。另外可以做一些强化脊椎的运动，区别于椎间盘突出的操作方法，可采取脊柱弯曲运动。

1.跪地，双手支撑地面，像猫一般将背部拱起，再放松背部。重复此动作10次。

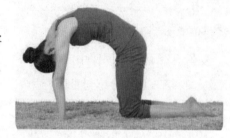

2.平躺，双腿屈膝，将腰部抬起离地，10秒后再回到起始位。重复此动作10次。

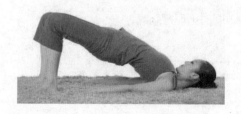

疼痛部位：背部

背部范围广泛，包括颈部、胸部、腰部、骶部等。腰部是整个背部最重要的、也是最薄弱的环节，背部的大多数疾病都发生在这里。

背部肌肉群对人体有着重要的作用。发达的背部肌肉群可以帮助抵御冲击，保护脊柱，尤其是下背部肌群，可以很好地保护腰椎。据统计，下背部肌群发达的人患腰椎间盘突出症的概率要比一般人低70%。

哪些症状可以判断隐藏性背部疾患？

自我检查时，如果有以下症状，就说明背部有疾患，要坚持做背部伸展，以舒缓背部疼痛。

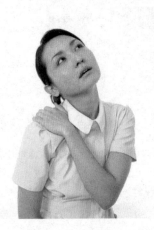

1. 侧身站着照镜子时，会发现有颈部前倾、背部向后突出的现象。

2. 久坐且长时间使用电脑后，背部及肩胛部的肌肉会感到僵硬不适。

3. 平躺时会发现后脑勺无法着地。

4. 保持单一的姿势，时间越长背部越痛，只有平躺在床上才能得以缓解。

5. 背部疼痛严重时，按压背部肌肉或活动筋骨时会感到剧烈疼痛，背部和手臂同时出现疼痛感。

办公室伸展操

◆肩胛部肌肉拉伸 1

功效：强健斜方肌与肩胛骨周围的肌肉，放松背部，舒展双肩，减轻疼痛。

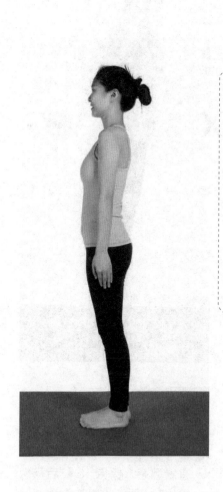

操作要点

抬起双臂时，身体保持挺胸抬头的状态，上半身不向往前倾。

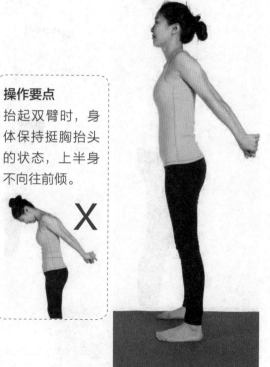

1. 挺胸抬头站好，双眼目视前方。

2. 双脚与肩同宽，双手在背后十指紧扣，尽可能地抬起双臂，感觉背部有紧绷感，保持 15 秒后再缓缓放下。重复此动作 3 次。

◆肩胛部肌肉拉伸 2

功效：强健肩胛骨周围的肌肉，放松背部，舒展双肩，减轻疼痛。

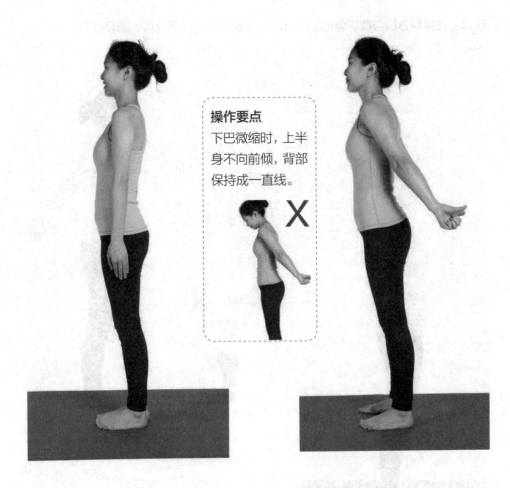

操作要点
下巴微缩时，上半身不向前倾，背部保持成一直线。

1. 挺胸抬头站好，双眼目视前方。

2. 双脚与肩同宽，下巴微缩，双手向背部后方伸直，手背相对，尽可能地抬起双臂，感觉背部有紧绷感，保持 15 秒后再缓缓放下。重复此动作 3 次。

◆肩胛部肌肉拉伸 3

功效：拉伸背部肌肉，缓解背部肌肉紧张感，从而矫正双肩。

操作要点
头部和腰背部尽量贴紧墙壁，不要让双臂离开墙壁。

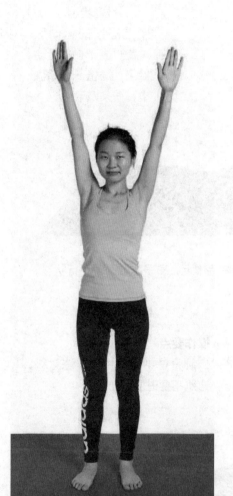

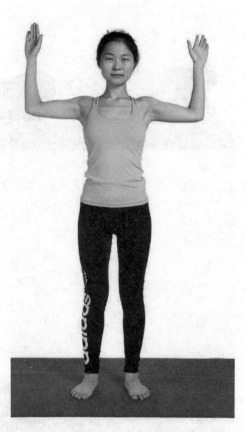

1. 挺胸抬头站好，双脚与肩同宽，背部紧贴墙壁，双手向上伸直，双眼目视前方。

2. 双臂紧贴墙壁，上臂与肩平行，小臂向上弯曲呈 90°，保持 6 秒后再慢慢向上伸直。重复此动作 6 次。

家庭拉伸操

◆ 肩胛骨肌肉拉伸 1

功效：强健斜方肌与肩胛骨周围的肌肉，放松背部，减轻疼痛。

准备步骤
换上舒适的运动服（背心或 T 恤加运动裤），准备一个瑜伽垫，一条厚毛巾。

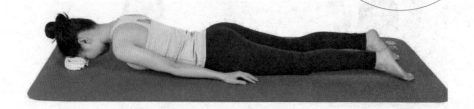

1. 趴下，双手平放在两腿外侧，额头靠在毛巾上，鼻子与地面呈平行状态。

操作要点
肩胛骨往中间集中时，注意斜方肌不要过度用力。

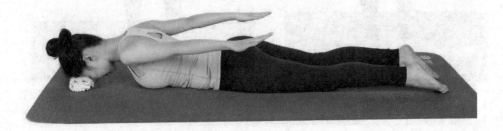

2. 抬起双臂向后延展，肩胛骨尽量往中间集中，保持 6 秒再放下双臂。重复此动作 6 次。

◆肩胛骨肌肉拉伸 2

功效：强健斜方肌与肩胛骨周围的肌肉，放松背部，减轻疼痛。

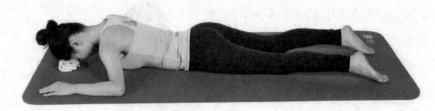

1. 趴下，双臂弯曲呈 90°，小臂与头部呈平行状态，额头靠在毛巾上，鼻子
   与地面呈平行状态。

操作要点
抬起双臂时，胸部紧贴地面，
不要抬起。

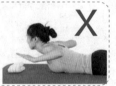

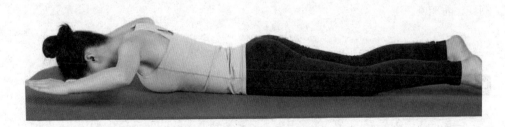

2. 抬起双臂，肩胛骨尽量往中间集中，保持 6 秒再放下双臂。重复此动作 6 次。

不同原因引起的背部疼痛

◆背部酸痛多因肌肉痛引起

以背部不适为主要症状，有时伴有背部的酸沉感、负重感、蚁行感及冷水浇背感，而内脏检查常无异常发现。本病多是由于受到外力而导致背部肌肉拉伤或劳损所致。例如，在搬、抬、扛重物时，肩背部肌肉突然扭伤。另外，在人体过度劳累时也可能引起损伤，一般发生在斜方肌、菱形肌等部位。

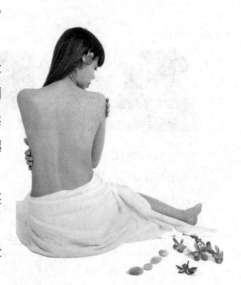

曾经有过扭伤病史，背部肌肉出现痉挛，在较小的范围内有压痛点，情况严重时，痛感会蔓延至整个上肢及颈肩部，使活动受限，而且疼痛部位也会表现为持续隐痛。

过度劳累或是长时间保持同一个姿势后，背部肌肉承受的压力累积，疼痛症状逐渐明显，并且局部疼痛症状会随着气温的变化而加剧。

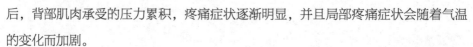

缓解办法

一般而言，对较轻的背部疼痛患者，只要做到适量的伸展运动，就可以大大地减轻背部疼痛程度。但必须注意的是，在背部疼痛剧烈发作时，不能做伸展操，否则反而会加重病情。此外，在日常生活中，应注意背部姿势，坐位时可利用腰背垫协助支撑腰部，以减轻腰背部的负担。

◆慢性腰肌劳损引发的腰部疼痛及背部疼痛

一般来说，腰痛可以延展为背痛。

慢性腰肌劳损是指腰骶部肌肉、筋膜、韧带等软组织的慢性损伤，导致局部无菌性炎症，从而引起腰臀部一侧或两侧的弥漫性疼痛，有的人还会有背部疼痛的症状。此病在临床上较为常见，通常是因为人们长期保持一种姿势，而使腰部出现酸痛无力或是由于急性腰扭伤病发时没有得到及时治疗，后期重复发作，转为腰肌劳损。

腰部一侧或两侧酸痛、沉重，病程缠绵，时轻时重，劳累后或单一姿势过久后疼痛加剧，休息时疼痛减轻。疼痛会随着天气、湿度的变化而加重或减轻，如阴雨天气或感受风寒潮湿等则症状加重。其发病缓慢，腰部大多没有明显的外伤，有的可出现轻度的肌紧张，腰腿活动一般无明显障碍。

缓解办法

1. 劳动时，要注意腰部用力适当，不可强行举重，不可负重久行，避免长时间弯腰工作，应定时做松弛腰背部肌肉的体操。

2. 坐、卧、行走时均保持正确姿势，长时间坐着工作的人要利用喝水、上厕所、会客或接电话的时间，扭一扭腰，转一转头，尽量多走走，使腰臀部肌肉收缩和舒张数次以缓解疲劳。

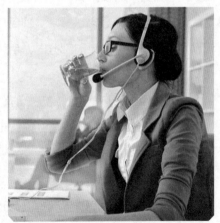

3. 改善阴冷潮湿的生活、工作环境，勿坐卧湿地，劳动出汗后及时擦拭身体，更换衣服，或饮姜汤水驱散风寒，以避免寒湿、湿热侵袭。

疼痛部位：手肘

手肘指的是上臂与前臂相接处向外凸起的部分，也叫称为胳膊肘。肘关节是支撑手肘活动的关键。肘关节由肱骨下端、尺骨和桡骨上端构成，包括三个关节，即肱尺关节、肱桡关节和桡尺近侧关节。可做前屈、后伸运动，也参与前臂的旋前和旋后运动。

哪些症状可以判断手肘疾患？

自我检查时，如果有以下症状，就说明手肘有疾患，要坚持做手肘伸展，以舒缓手肘疼痛。

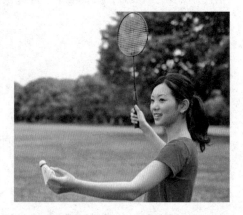

1. 伸直手臂时，手肘会有刺痛感，轻压手肘时会有疼痛感。

2. 进行排球、篮球、棒球、羽毛球等运动项目，在应用到手肘部分时，手肘内侧与外侧时常感到疼痛。

3. 在提拿或搬运重物时，手肘会有疼痛感，但只要休息一会儿，疼痛感就会缓解。

4. 紧握拳头、拧毛巾、转动前臂和手腕或用手臂支撑身体的时候，经常会出现疼痛感。

5. 长时间敲打键盘，手肘会感到僵硬不适。

6. 疼痛严重的时候，手臂难以弯曲和伸直，甚至无法做拿筷子、拿水杯、洗头发等简单的日常动作，晚上睡觉会被疼醒。

办公室伸展操

◆手肘外侧肌肉拉伸

功效：拉伸手肘外侧肌肉，在减轻疲劳的同时缓解疼痛。

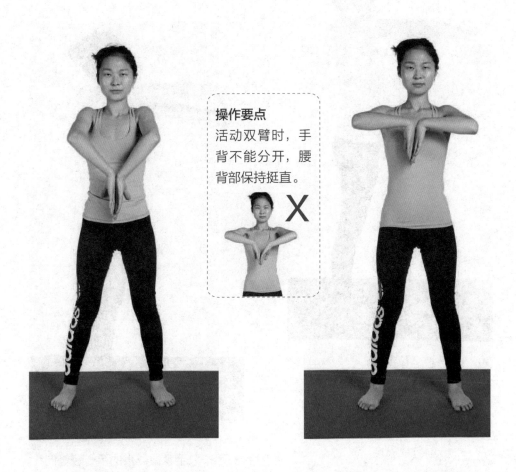

操作要点
活动双臂时，手背不能分开，腰背部保持挺直。

X

1. 抬头挺胸站好，双脚与肩同宽，双眼目视前方，手背相对紧贴置于肚脐前。

2. 缓缓地将双臂高举至肩膀的高度，保持 15 秒后缓缓放下。重复此动作 3 次。

◆ 手肘外侧肌肉拉伸

功效：拉伸手肘外侧肌肉，减轻疼痛与疲劳感。

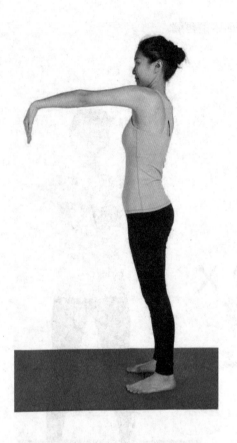

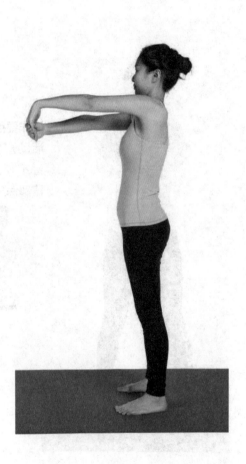

1. 抬头挺胸站好，双脚与肩同宽，双眼目视前方，一只手臂伸直与肩同高，手背向前，手指向下。

2. 另一只手紧握伸直的手，轻轻向下拉，拉到身体可承受之处，保持 15 秒后慢慢恢复原状。重复此动作 3 次后换方向操作。

◆手肘内侧肌肉拉伸

功效：拉伸手肘内侧肌肉，减轻疼痛与疲劳感。

操作要点
下拉的时候，手肘尽量伸直，这样效果更佳。

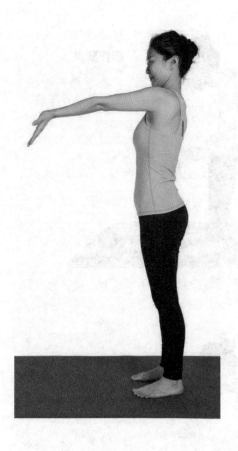

1. 抬头挺胸站好，双脚与肩同宽，双眼目视前方，一只手臂伸直与肩同高，手掌向前，手指向下。

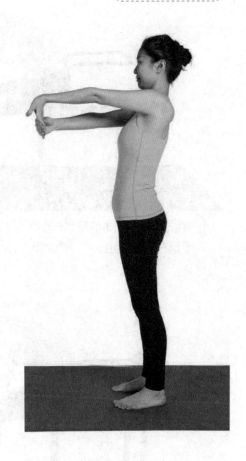

2. 另一只手紧握伸直的手，轻轻向下拉，拉到身体可承受之处，保持 15 秒后慢慢恢复原状。重复此动作 3 次后换方向操作。

家庭拉伸操

◆手肘外侧肌肉拉伸 1

功效：强健外侧手肘肌肉，减轻疼痛。

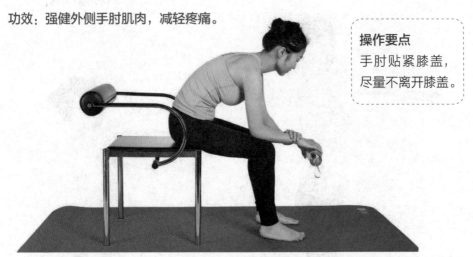

操作要点
手肘贴紧膝盖，
尽量不离开膝盖。

1. 臀部半坐，身体前倾，一侧手肘置于同侧膝盖上，手掌紧握水杯，另一只
手搭在其手腕上。

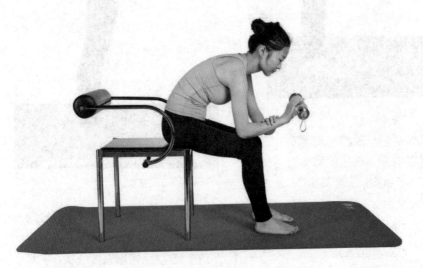

2. 紧握水杯的手腕往上抬，保持 15 秒，然后往下放，保持 15 秒。重复此动
作 3 次后换方向操作。

◆ 手肘外侧肌肉拉伸 2

功效：强健外侧手肘肌肉，减轻疼痛。

> **操作要点**
> 手肘贴紧膝盖，尽量不离开膝盖，转动
> 手腕时，手臂保持不动。

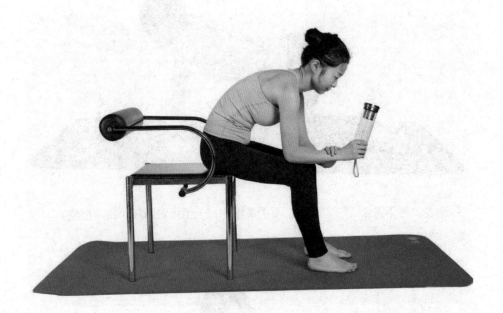

1. 臀部半坐，身体前倾，一侧手肘置于同侧膝盖上，手掌紧握水杯，另一只
   手搭在其手腕上。

2. 紧握水杯的手腕向外慢慢转动 15 秒。重复此动作 3 次后换方向操作。

◆手肘外侧肌肉放松

功效：放松手肘外侧的紧绷肌肉。

操作要点
注意不要将身体重量过度压在手背上，以免受伤。

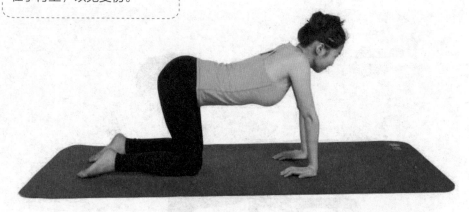

1. 跪姿，两膝微张，与肩同宽，两手掌撑地，十指正对两膝，腰背挺直。

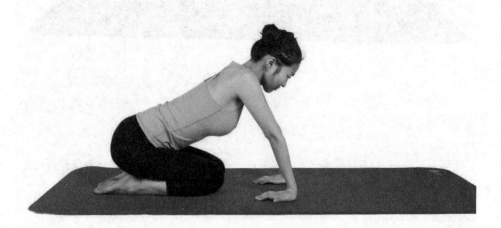

2. 臀部慢慢往后移，紧贴脚后跟，手肘伸直，保持 15 秒后恢复原状。重复此动作 3 次。

不同原因引起的手肘疼痛

◆肌肉过度紧绷引起前臂麻木、僵硬

很多人在长时间玩电子产品后，都会感到从手指到前臂有种难以言喻的僵硬感。你可能以为这是肌肉疲劳或血液循环不畅导致的，其实这是肌肉紧绷引起的。

肌肉就像锁链般相互牵连，当某处的肌肉紧绷时，与之相连的肌肉也会受到影响。手指的肌肉是与手肘和前臂肌肉相连的，因此当手指疼痛或发麻时，前臂和手肘多半也会感到疼痛。

这种现象常常出现在过度使用手部或从事体力劳动的人身上，临床上主要表现为前臂僵硬，按压时感到疼痛。即使没做任何活动也会觉得手臂发麻，甚至会感到手指僵硬。

缓解办法

要缓解肌肉紧绷带来的麻木、僵硬，可尝试按摩疗法。平时可用手触摸斜角肌的位置，进行点压松解。可先松解前臂肌肉群，直接用手指或是按摩球放松手肘下方部位，最后松解手掌肌肉群。

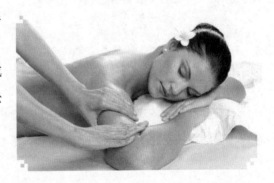

◆网球肘或高尔夫球肘

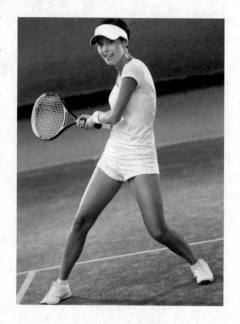

网球肘和高尔夫球肘是两种常见的肘关节伤病，因多发于需要肘关节大幅度或重复屈伸类项目（如标枪、铅球、棒球、网球、羽毛球、排球等）的运动员或业余爱好者而得名。

一般而言，手肘外侧疼痛者被称为"网球肘"，学名为"肱骨外上髁炎"。在网球的反拍动作中，手腕向内弯曲时外侧的手背肌腱会被拉长，使之受刺激，进而使得伸长的肌肉和肌腱受损。

反之手肘内侧疼痛者，就被称为"高尔夫肘"，学名为"肱骨内上髁炎"。即当手腕向后弯曲时，手掌侧的肌肉和肌腱伸长，在遇到外力冲击时会受伤。

除网球、排球等运动外，长期使用电脑、洗衣服、做卫生等过度使用手部时，肌肉和肌腱过度负荷，与手肘处骨骼相接的肌腱因摩擦而发炎、受伤，也会使手肘产生痛麻感，故减少运动量是康复的关键。

缓解办法

建议平时工作或者要持握重物时注意手部的姿势，注意力度，注意肘部的保暖。腕部不要频繁做屈伸动作，不要用力过猛，不要用力过久。

疼痛部位：手腕

手腕指的是人体联结手掌和前臂的部位，也称腕部，主要结构为腕桡侧管、腕尺侧管、腕管。球类运动损伤中，手腕、前臂和肘关节的伤病占24%，强壮的手腕、前臂和肘关节对球类运动至关重要。因此，运动员要掌握正确合理的训练强度，增强前臂和手腕周围的力量，提高手腕的活动幅度和灵活性。

哪些症状可以判断手腕疾患？

自我检查时，如果有以下症状，说明手腕有疾患，要坚持做手腕伸展，以舒缓手腕疼痛。

1. 突然感觉手腕无力，无法打开瓶盖，转动钥匙、门把手，拧毛巾。

2. 开车转动方向盘时、做家务擦窗户时，疼痛可延展到手臂。

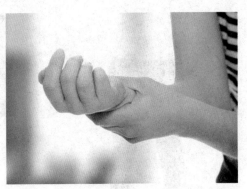

3. 长时间使用电脑或手机后，感觉手腕有负重感。

4. 严重时，手会变得毫无知觉，无法用力抓住任何物品，疼痛感与感官障碍日渐严重。

办公室伸展操

◆ 手腕肌肉拉伸 1

功效：提高手腕肌肉的柔软度，活动
手腕关节。

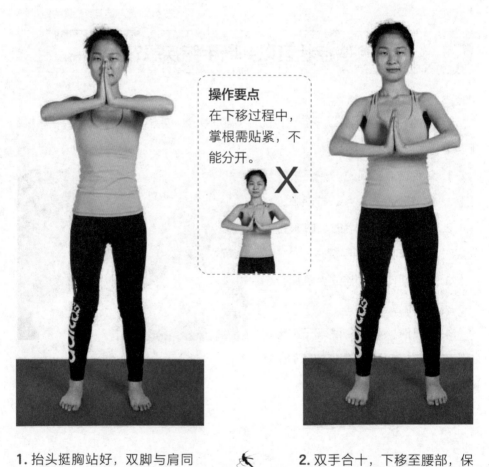

操作要点

在下移过程中，
掌根需贴紧，不
能分开。

1. 抬头挺胸站好，双脚与肩同
宽，双眼目视前方，双手合十，
抬至与肩齐平。

2. 双手合十，下移至腰部，保
持 15 秒再慢慢恢复原状。
重复此动作 3 次。

◆手腕肌肉拉伸 2

功效：提高手腕肌肉的柔软度，活动
手腕关节。

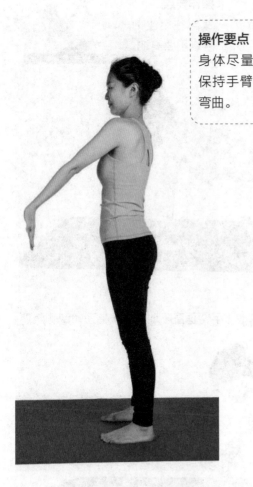

操作要点
身体尽量摆正，
保持手臂伸直不
弯曲。

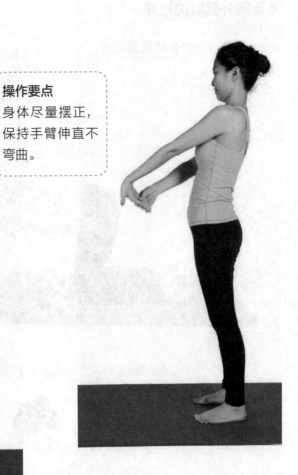

1. 抬头挺胸站好，双脚与肩同宽，
   双眼目视前方，一侧手臂与身
   体呈45°角伸直，手掌向前。

2. 另一只手抓住伸直的手指，往
   身体方向提拉，保持15秒后
   缓慢回正。重复此动作3次后
   换方向操作。

家庭拉伸操

◆手腕外侧肌肉拉伸

功效：放松手腕外侧的紧绷肌肉。

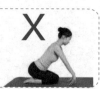

操作要点
臀部往后坐时，手掌不要离地。

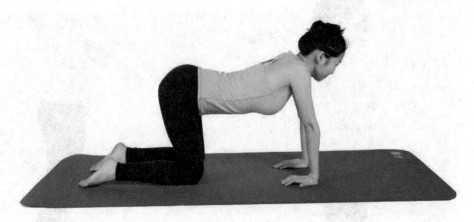

1. 跪姿，双膝与肩同宽，手掌反向撑地，手臂垂直于地面，十指正对两侧膝盖。

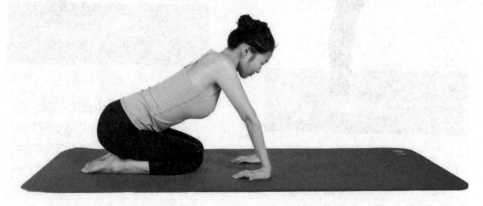

2. 臀部慢慢往后坐，紧贴脚后跟，手肘伸直，保持 15 秒后恢复原状。重复此动作 3 次。

◆手臂肌肉运动

功效：强健手臂肌肉，提升手腕肌力，减缓疼痛。

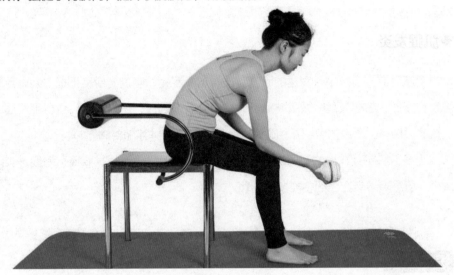

1. 臀部半坐，身体前倾，一侧手肘置于膝盖上，手掌紧握毛巾。

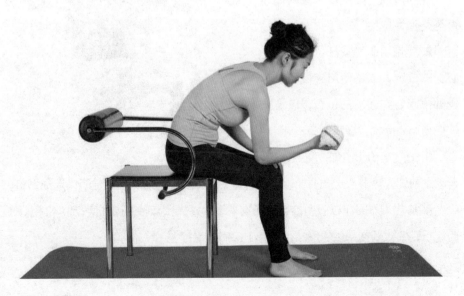

2. 用力握紧毛巾，保持 15 秒后慢慢松手。重复此动作 3 次后换方向操作。

不同原因引起的手腕疼痛

◆肌腱发炎

手腕处有许多密集且发达的肌腱，连接各个手指。若过度使用手指，会导致肌腱互相摩擦。起初只是轻微肌腱发炎，过度会留下伤口，伤口愈合后会留下瘢痕，且瘢痕会增厚，增厚的组织互相碰撞时就会出现声音并伴随疼痛。

大多数肌腱炎在大约两周内可以好转，但慢性肌腱炎可超过 6 周。为促进炎症愈合，肌腱炎患者在生活中要多加调理。

缓解办法

1. 用冰袋冷敷肌腱炎部位以缓解炎症和疼痛，要坚持一段时间，直至炎症消退。

2. 尽量将肌腱炎部位抬至高于心脏的位置，或是使用夹板将肌腱炎部位固定在适当的位置，以便有效控制炎症症状，缓解疼痛。

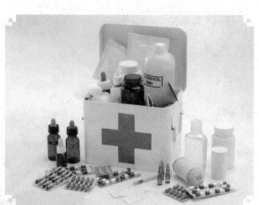

3. 适度运动和锻炼，增强体质。运动之前要先热身，运动时要慢慢来，每个动作都要轻缓，避免对肌肉造成伤害。

4. 疼痛难忍时可以服用恰当的药物来缓解疼痛和减轻僵硬程度，但不能长期服药，否则会对药物产生依赖性，不利于疾病的治疗。

◆ "扳机指"

清晨醒来，手指不能伸直、屈曲，手指掌侧关节位置感觉酸胀、疼痛，严重者会出现弹响，甚至绞锁，这种枪栓样的动作及弹响就是手指屈肌腱鞘炎，是最为常见的手外科疾病之一，又被称为"扳机指"或"弹响指"。

"扳机指"主要是因为发炎症状长久未获治疗而导致肌腱增厚的现象，和关节炎患者膝盖组织增生的道理相同。打字员、器乐演奏家、银行工作人员、货物搬运工等需要长期重复工作的人是"扳机指"的高发人群。

缓解办法

在患病初期，手指尚能自主弯曲伸直时，可以尝试保守治疗，如减少活动、避免用力、避免接触冷水、使用温经通络药包外敷、中药外洗、照射红外线、中频电机超短波物理治疗等。如果保守治疗无效，或者已经进入患病末期，出现手指伸直后不能屈曲、屈曲后不能伸直的情况，则可选择手术松解肌腱。

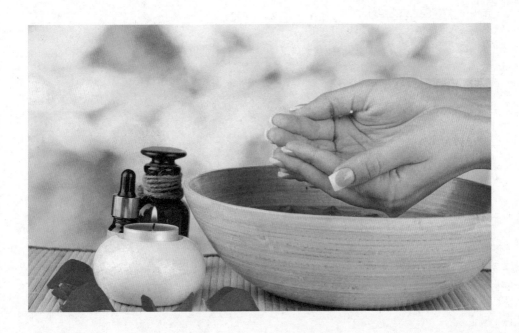

◆类风湿性关节炎

导致手指关节肿胀变形、疼痛的病因有很多，但如果加上晨僵（早上起床后手指僵直握不拢），就要考虑是不是类风湿性关节炎了。

类风湿性关节炎多见于青壮年，女性居多，病变常双侧对称，以手足小关节受累最常见。重复发作的关节疼痛、肿胀、活动受限，有明显晨僵现象，活动后关节僵硬逐渐减轻，这些都是其典型表现。

现代医学为这些症状的产生提供了解释：类风湿性关节炎的关节"肿大""疼痛""变形"的原因是关节有了炎症。

所谓炎症，就是针对外界各种各样的刺激，产生了保护机体的防御反应。比如受伤的皮肤脱落时，皮肤组织就会尽力恢复成原来的样子，这是一种炎症反应。

同理，外伤和劳损的疼痛、肿大、发热和发红都是炎症反应导致的结果。

但是类风湿性关节炎攻击的对象并不是异物，而是机体自身，这使得铲除攻击对象十分困难，所以类风湿性关节炎目前还没有彻底的治疗方法。

需要注意的是，关节损坏变形是一个不可逆的过程，如果有类似症状一定要立即去医院进行详细检查，确诊后应积极配合治疗，不要延误病情。

缓解办法

每天清晨起床之前，在床上进行握拳动作，速度不宜过快，但握时应用力握紧，每天做 50~100 次，这样做可以缓解手指关节肿胀引起的不适。

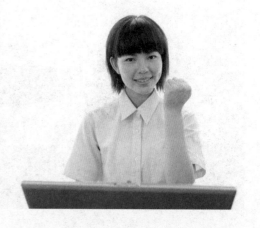

疼痛部位：骨盆

骨盆由左、右髋骨和骶、尾骨及其间的骨联结构成。骶骨与髂骨、骶骨与尾骨间，均有坚强韧带支持联结，形成关节，一般不能活动，妊娠后在激素的影响下，韧带会有稍许松弛，各关节因而略有松动，对分娩有利。人体直立时，骨盆上口平面向前下倾斜，女性的倾斜度比男性稍大。女性骨盆是胎儿分娩的产道，所以男女骨盆有着显著差异。

哪些症状可以判断骨盆疾患？

自我检查时，如果有以下症状，就说明骨盆有疾患，要坚持做骨盆伸展，以舒缓骨盆疼痛。

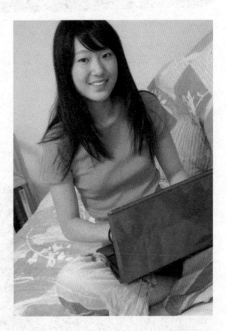

1. 上班族每天久坐，臀部会有僵硬酸痛的感觉。

2. 盘腿坐在地上，时间较长就会觉得臀部不适，严重时甚至无法盘腿。

3. 腰部和臀部经常同时感到不适，用拳头敲打可以缓解不适。

4. 严重时，走路的时候大腿内侧会痛，时间越久痛得越厉害，甚至走路都会跛。

5. 严重时，臀部疼痛会突然加剧，站着痛得更厉害，以致走路会跛。

家庭拉伸操

◆ 髋关节拉伸 1

功效：拉伸臀部肌肉与髋关节的深层肌肉，减轻疼痛。

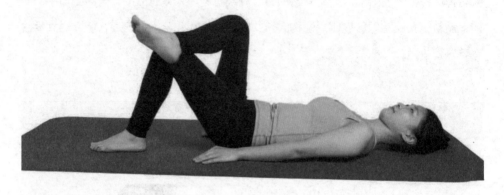

1. 平躺，屈膝，右脚置于左膝盖上，像躺着"跷二郎腿"。

> **操作要点**
> 保持身体不摇晃，不往旁边倒，头部紧贴地面。

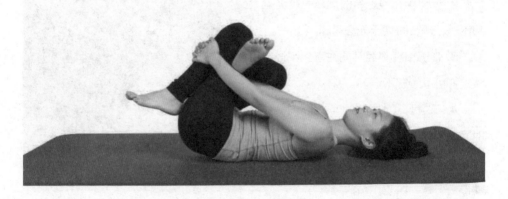

2. 十指紧扣，抱住左侧小腿往胸口方向拉，保持 15 秒再恢复原状。重复此动作 3 次后换方向操作。

◆髋关节拉伸 2

功效： 拉伸联结腰部与臀部的肌肉，减轻疼痛。

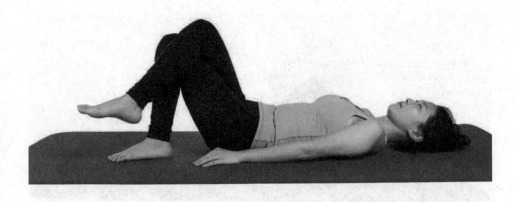

1. 平躺，屈膝，右侧大腿架在左侧大腿上。

操作要点

压腿时，保持肩膀贴地。

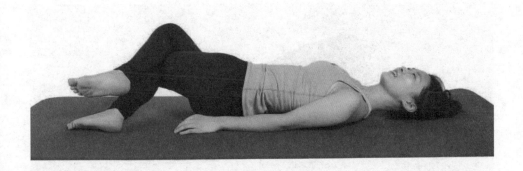

2. 右腿向右轻压左腿，保持 15 秒后回正。重复此动作 3 次后换方向操作。

◆多肌肉拉伸

功效：强健腿部内收肌、臀部肌肉与大腿后侧肌肉，减轻疼痛。

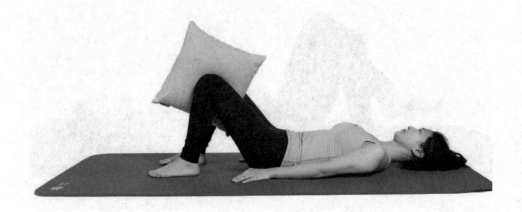

1. 平躺，两手平放在大腿两侧，屈膝，双脚微张，与肩同宽，双腿间夹抱枕。

> **操作要点**
> 臀部不必抬得太高，
> 保持身体平稳即可。

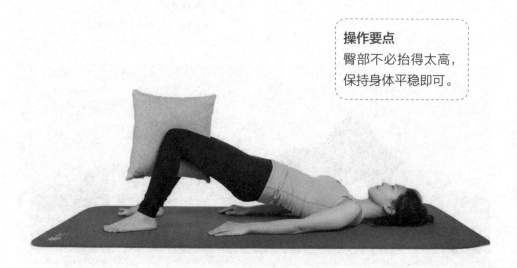

2. 夹紧抱枕，抬起臀部，让胸部与腹部成一直线，保持6秒后放下臀部。重复此动作6次。

◆骨盆内侧肌肉拉伸

功效：拉伸腰臀部肌肉，减轻腰部疼痛。

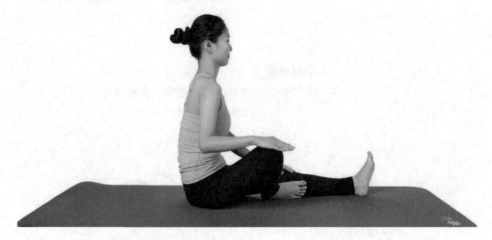

1. 端坐在地上，左腿伸直，右腿做盘腿状，双手放在两侧膝盖上。

> **操作要点**
> 腰部保持挺直状态。

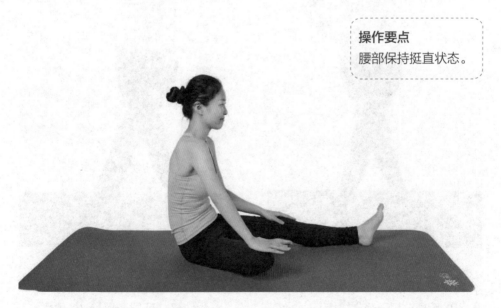

2. 轻压右膝，保持10秒后休息5秒再重新操作。重复此动作5次后换方向操作。

◆侧腹髋关节拉伸

功效：拉伸腰部肌肉、髋关节外侧韧带与肌肉，舒缓疲劳，减轻疼痛。

操作要点
注意保持腰背伸直，提臀，臀部不要向后移。

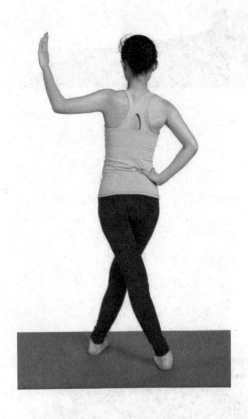 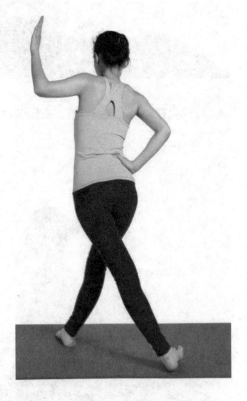

1. 站在墙壁旁，间隔半只手臂的距离，用手臂支撑墙面，双脚交叉站立。

2. 前膝弯曲，后脚尽可能向后伸直并延展，保持 15 秒后恢复原状。重复此动作 3 次后换方向操作。

不同原因引起的骨盆疼痛

◆坐骨神经受压迫

很多人久坐就会感到臀部酸麻胀痛，有时小腿前、后侧也会发麻，甚至会麻到脚趾。这可能是臀部肌肉增厚发炎，增厚的肌肉压迫坐骨神经引起疼痛。

这种情况常见于久坐人群。由于骨盆歪斜时，体重压在身体某一侧，该侧的臀部肌肉因承受过大压力而受损，甚至变得紧绷；而紧绷和僵硬的肌肉会压迫穿过其间的坐骨神经，造成坐骨神经痛。坐骨神经痛应卧床休息，睡硬板床。服用 B 族维生素进行止痛治疗，在病因未查明之前暂不理疗。

缓解办法

坐骨神经痛最佳的改善方法，就是从日常生活做起，避免将体重施加在臀部的某一侧，要平均分散重量，不"跷二郎腿"。

此外，拍打臀部可以改善脑部供血。臀部中间尾骨的长强穴是督脉的起点，气血会从这里输送到头部。敲打尾骨和臀部的承扶穴，可以刺激督脉与膀胱经的气血运行，起到改善脑部供血、活血益气的功效。

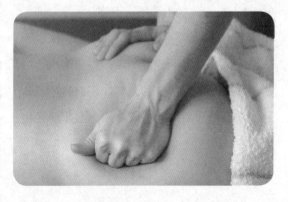

◆滑囊发炎

滑囊是存在于肌腱和骨头、肌肉和肌肉、肌腱和肌腱之间的一种缓冲结构，外层为纤维结缔组织，内层为滑膜，内部有少许滑液，其作用主要是减轻组织与组织间的摩擦，以防发炎。凡摩擦力或压力较大的地方，都有滑囊存在。而当滑囊作用到极限的时候就会发炎，也就是所谓的滑囊炎。

滑囊发炎听起来十分陌生，临床上却不乏这种病例，尤其在体力劳动者和运动员中最为常见。如健身运动前未进行拉伸，健身后突然感到臀部疼痛，便有可能是滑囊炎。

值得注意的是，虽然滑囊炎不是大病，只要减少工作量和运动量就能改善，但也不能忽视。一旦确诊，应避免引起创伤或劳损的运动，减少屈伸活动。平时要注意姿势，避免下蹲时间过久，避免负重和长时间站、坐。

缓解办法

可按摩患部及大腿前后侧，伸屈患侧下肢 10 次左右，拍击患部及下肢 2 ～ 3 分钟。可配合按摩乳等外用药膏擦热患部。按摩手法要轻柔，并可配合湿热敷，每日 1 次，每次 10 分钟。注意热敷的温度，不要烫伤皮肤。

按摩治疗后，须卧床休息。治疗期间也要注意多休息。

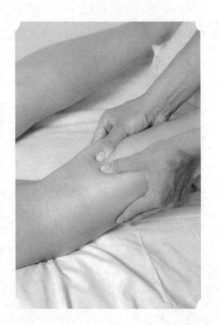

◆尾椎前弯受压迫

以驼背姿势坐在质地较硬的椅面时，时间一长，就会感到尾椎疼痛。

这是因为正常的脊椎形状应该是脊椎骨向前弯曲、后侧向内凹，而驼背会导致骨盆一起向后倾，使尾椎直接接触坚硬的椅面，因而产生疼痛。这时尾椎向前弯受到压迫而产生疼痛，韧带和肌肉也会感到疼痛。

除此之外，臀部着地摔跤时，也可能让尾椎弯曲，造成骨头和韧带疼痛。

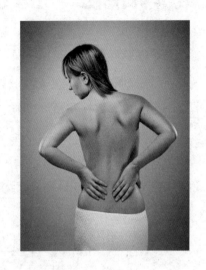

缓解办法

对于患有尾椎骨疼痛的患者而言，最重要的是尽量减少或避免患处承受压力，坐的时候可在椅子上摆个类似救生圈的减压坐垫，以减轻患处压力。平时还可以适当做一些运动。有时候医生会建议患者在打完封闭后再去操场跑10圈，因为在跑步的过程中，臀大肌的收缩会把尾骨的错位恢复正常。

矫正治疗时，患者必须采取正确的坐姿，腰背挺直，让腰椎能够成为前弯姿势；此外，注意不要让尾椎顶到椅面或地面。若因腰部无力而驼背时，可以采取膝盖往下放的坐姿。

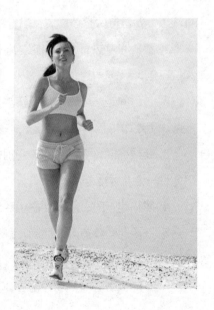

疼痛部位：膝盖

膝盖位于大小腿之间的连接处。膝盖的内部组成结构主要为半月板及四条韧带。

半月板为膝内部股骨下端和胫骨上端之间的连接处所垫的一块新月形的纤维软骨组织，作用是缓冲膝关节的震动，以及避免两块骨头直接摩擦。四条主要的韧带支撑着半月板。其中有两条在膝的两侧，称为中侧突韧带和外侧突韧带，主要功能是防止膝部轴离位；另外两条韧带则分别分布在膝部的前后方，称为前十字韧带和后十字韧带，作用是防止膝部前后移位。

哪些症状可以判断膝盖疾患？

自我检查时，如果有以下症状，就说明膝盖有疾患，要坚持做膝盖伸展，以舒缓膝盖疼痛。

1. 膝盖有发热感，偶尔感觉膝盖发软无力，脚摆不正。

2. 长时间走路或者跑步，膝盖会感觉僵硬且疲惫，用毛巾热敷可以缓解症状。

3. 爬楼梯时，会感觉膝盖特别费劲，需要停下休息一会儿才能继续。

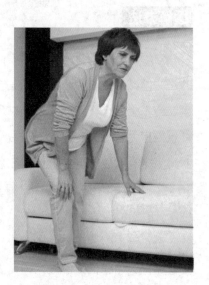

4. 屈膝跪下时，胫骨会产生疼痛感。

5. 严重时，膝盖难以活动，既伸不直也弯曲不了，膝窝紧绷、僵硬并且肿胀。

6. 不能久坐，一旦坐着超过 30 分钟，膝盖就会痛。

办公室伸展操

◆大腿前侧肌肉拉伸

功效：强健大腿前侧肌肉和膝盖骨。

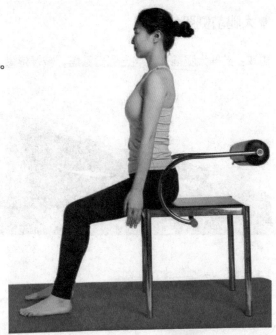

1. 臀部半坐，抬头挺胸坐好，
   双眼目视前方。

操作要点
抬腿时尽量保持身体平衡。

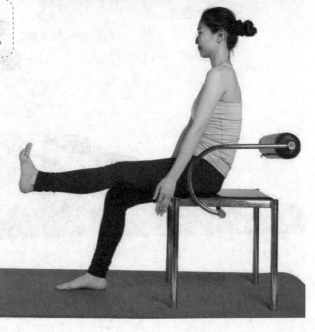

2. 抬起一只脚，尽量抬高、
   伸直，且与大腿齐平，
   勾起脚背，保持 6 秒
   后放下。重复此动作 6
   次后换方向操作。

家庭拉伸操

◆大腿前侧肌肉拉伸

功效：拉伸大腿前侧肌肉，强健膝盖，减轻疼痛。

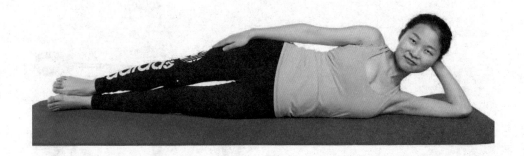

1. 侧卧，一只手撑住头部。

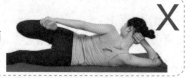

操作要点
保持身体平衡，注意不要摇晃，两边膝盖不可以分得太开。

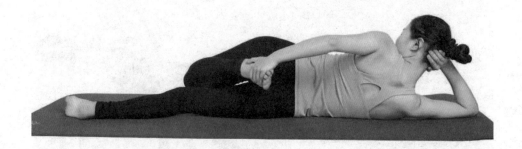

2. 一只脚向后，用手抓住脚背，用力往臀部方向提拉，让脚心紧贴臀部，保持
15 秒后回到原位。重复此动作 3 次后换方向操作。

◆大腿后侧肌肉拉伸

功效：拉伸大腿后侧肌肉，减轻膝盖疼痛。

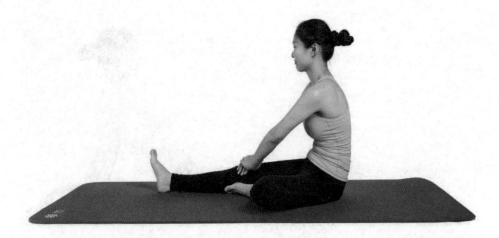

1. 端坐在地上，右腿伸直，左腿做盘腿状，腰背挺直。

操作要点
轻拉脚尖时，保持腰背部挺直。

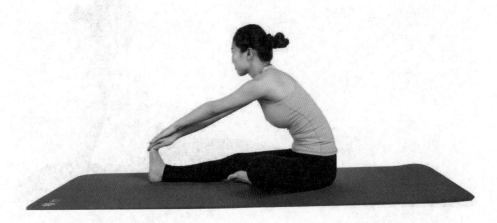

2. 双手向前抓住右脚尖。往回拉，保持 15 秒后松手恢复至原位。重复此动作
   3 次后换方向操作。

◆膝盖前侧肌肉拉伸 1

功效：拉伸大腿前侧肌肉与膝盖，减轻膝盖疼痛。

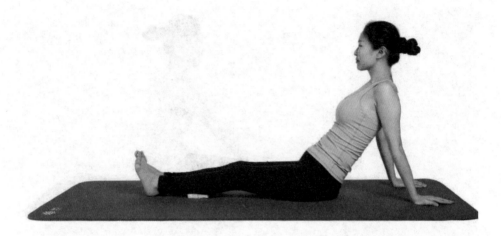

1. 双腿伸直，坐在地上，将毛巾卷好置于左小腿下方，双手撑在身后，上半身向后微倾。

操作要点
勾起脚背时，腿要紧贴毛巾。

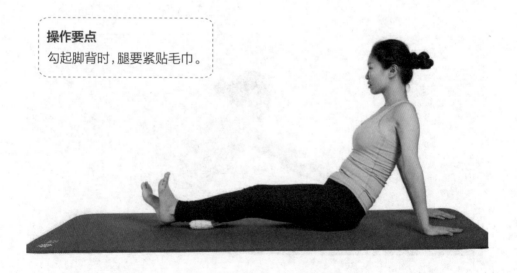

2. 勾起左脚的脚背，让脚后跟离地，保持 6 秒后放松。重复此动作 6 次后换方向操作。

◆膝盖前侧肌肉拉伸 2

功效：拉伸大腿前侧肌肉与膝盖，减轻膝盖疼痛，增加膝盖的稳定性。

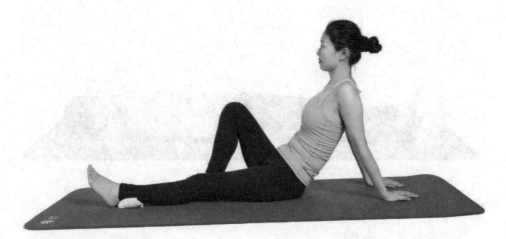

1. 左腿伸直，右腿屈曲，坐在地上，将毛巾卷好置于左脚踝下方，双手撑在身后，
上半身向后微倾。

> **操作要点**
> 大腿前侧施力，保持身体
> 平衡。

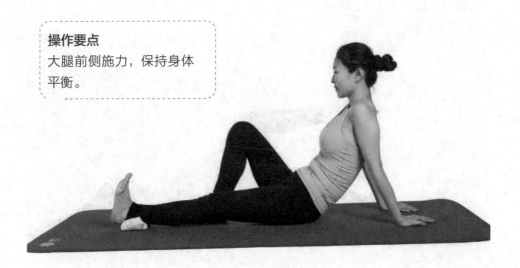

2. 左腿的膝盖贴近地面，勾起脚背，保持 6 秒后放松。重复此动作 6 次后换
方向操作。

◆膝关节肌肉提拉

功效：放松膝盖周围的肌肉，缓解膝盖疼痛。

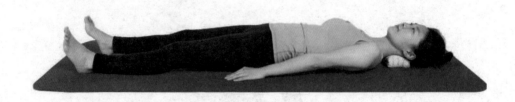

1. 双腿伸直，身体放松，躺在地上。

操作要点
进行提拉时，注意腿部放松，
不要太紧绷。

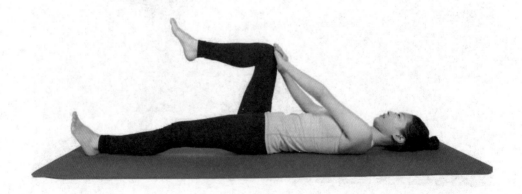

2. 抬起右腿，屈膝，小腿与地面平行，双手抓住右膝往上下左右提拉。之后换
   方向操作。

不同原因引起的膝盖疼痛

◆膝关节炎

不少人认为，中老年人出现骨头疼痛是很正常的现象，休息一下就好了，所以对膝关节炎并没有引起足够的重视。其实出现关节疼痛的症状，一定要尽早治疗，减缓骨关节进一步磨损的速度。

膝关节炎是以中年后出现膝关节软骨退行性改变并继发骨质增生为特征的慢性膝关节疾病。这是人体随着年龄增长，关节机能退化的一种表现，以膝关节疼痛、活动受限、关节膨胀肿大、畸形为主要症状。50岁以上、肥胖者、膝关节曾受伤者、更年期后的女性、常穿高跟鞋者要尤其注意。一定要加强对膝关节炎的重视，做到早发现、早预防、早诊断、早治疗。

缓解办法

避免长时间在寒冷环境下工作或生活，要避免负担过重，也要注意控制体重。日常生活中最好穿高度合适的软底鞋。

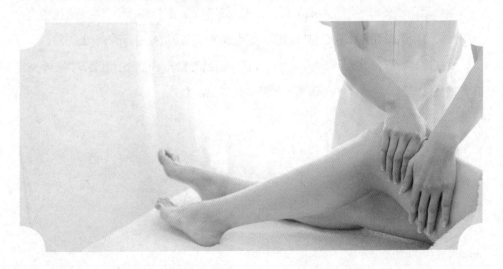

◆软骨骨折

生活中常能听到"软骨磨损"这个词，但大概很少人听过软骨骨折。有些人甚至会怀疑："软骨也会骨折？"

软骨骨折指的是软骨出现裂缝。当裂缝小的时候，疼痛不明显，这是因为软骨不容易有痛感。之后在剧烈运动时，裂缝会逐渐变大，从而引起关节肿胀、疼痛。

当膝关节软骨骨折时，最重要的是强化肌力，以保护膝盖。

缓解办法

要防止膝关节软骨进一步磨损。软骨保护剂如硫酸氨基葡萄糖能促进软骨的合成、抑制关节软骨的分解，同时还具有抗炎作用。硫酸氨基葡萄糖中富含的硫酸根也是合成软骨基质的必需成分之一。此类药物能够缓解疼痛症状，改善关节功能，长期服用还能够迟滞关节结构的破坏。

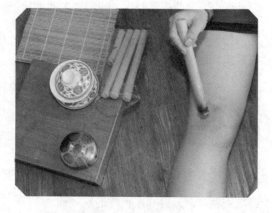

尽量避免做某些动作，例如蹲马步、长时间下蹲、重复爬楼梯、提着很重的东西走远路等，这些都会让膝盖负担过重，会让本来就脆弱的膝盖问题雪上加霜。

治疗上，可选择口服药物或手术治疗，辅以适当的物理治疗。也可选择中医针灸、推拿、艾灸、整复疗法、中药熏蒸、膏药外贴等治疗方式。

◆ 髌骨肌腱发炎

当膝盖疼痛时，多数人会联想到关节炎。不过关节炎引起的疼痛，通常发生在膝盖内侧。如果疼痛主要发生在膝盖前侧，就可能是髌骨肌腱炎。

髌骨肌腱发炎，其实就是临床上常说的"髌腱炎"，跳跃、踢腿动作过多，会导致髌腱末端受损，进而出现炎症、疼痛。与普通运动相比，篮球、足球、排球、跳高等经常需要起跳的运动更容易引起髌腱炎。

髌腱炎主要表现为蹲跳时膝关节疼痛，平路行走不受影响，身体检查时会感觉髌下深压痛。根据其临床表现，一般可分为四期：运动后膝关节疼痛；开始运动时膝关节疼痛，运动中疼痛消失，运动后疲劳和疼痛；运动时和平时均疼痛；髌腱撕裂。

髌腱一旦撕裂，后果十分严重，需要尽快就医。其恢复时间因人而异，少则三个月，长则大半年。

缓解办法

急性期的髌腱炎应冰敷，每小时冰敷患区 20 分钟。急性期过后，制订合适的康复计划，提高肌肉的强度，恢复活动范围。洗按摩浴可帮助提高体温，并促进血液循环。也可用温湿的毛巾热敷。

平时可减少运动量，注意休息，辅以按摩治疗。按摩方法为：按压疼痛部位，每天 3 次，每次 10 分钟，力气以自感酸痛为度。也可以将膝盖稍稍弯曲站立 1 分钟，每天 20 次。

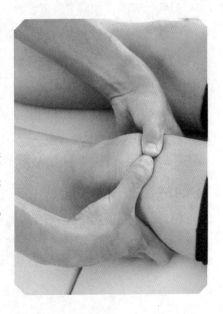

疼痛部位：脚踝

在解剖学上，脚踝也称为踝关节，是人类足部与腿相连的部位，组成包括7块跗骨加上足部的跖骨和小腿的骨骼。脚部是人的第二心脏，而脚踝是脚部血液流动的重要关口。

脚踝是脚部血液流经身体的重要部位，如果脚踝柔软有弹性，那么回心的静脉血液就能顺利通过脚踝；如果脚踝僵硬、老化，则回心血液就会瘀滞在脚踝附近，使正常的血液循环受到影响。

一旦踝关节扭伤，就会影响人的日常生活，局部软组织（肌肉、血管及韧带）因暴力损伤而出血或渗血，使踝部肿胀、疼痛，活动后症状会加重。

哪些症状可以判断脚踝疾患？

自我检查时，如果有以下症状，就说明脚踝有疾患，要坚持做脚踝伸展，以舒缓脚踝疼痛。

1. 穿高跟鞋或运动时，脚踝容易扭伤或者发软、无力。

2. 经常有脚踝容易扭伤的错觉，不敢过度使用脚踝而导致脚踝越来越细。

3. 活动脚踝时经常发出"咔咔"的声音。

4. 严重时，脚踝周围会肿胀、发烫，且有疼痛感，即使只走路5分钟，疼痛也越来越剧烈。

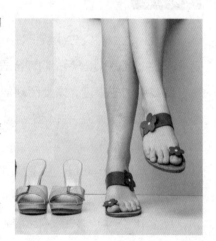

办公室伸展操

◆胫骨肌肉拉伸

功效：拉伸胫骨肌肉，提高脚踝柔软度。

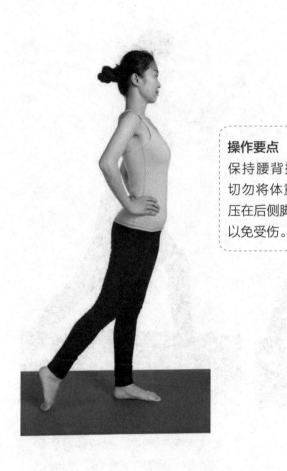

操作要点
保持腰背挺直，切勿将体重过度压在后侧脚背上，以免受伤。

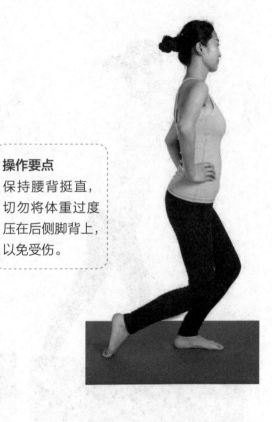

2. 屈膝，轻压右脚脚背，让其接触地面，保持15秒后双腿伸直。重复此动作3次后换方向操作。

1. 抬头挺胸站好，左腿站直，右腿向后伸直，脚尖向后点地。

◆小腿肌肉拉伸 1

功效：拉伸小腿肌肉，减轻疼痛，提高脚踝的柔软性。

> **操作要点**
> 后脚跟注意紧贴地面，与小腿成一直线。

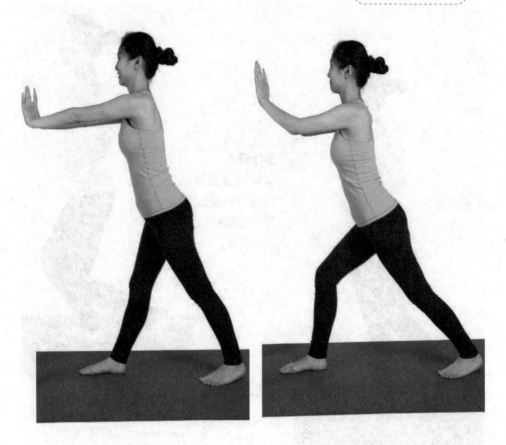

1. 面对墙壁站好，双手贴墙，身体与墙壁间隔 50 厘米，将患脚尽可能地向后移。

2. 前侧膝盖弯曲，尽量伸直后侧小腿，臀部有紧绷感，保持 15 秒后回正。重复此动作 3 次。

◆小腿肌肉拉伸2

功效：拉伸小腿肌肉，减轻疼痛，提高脚踝的柔软性。

操作要点
抬脚时，保持腰背挺直，臀部不可向后凸起。

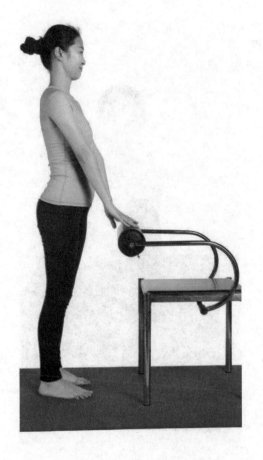

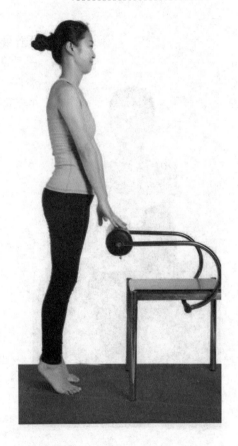

1.抬头挺胸站好，双手扶着椅背，双脚微张，与肩同宽，双眼目视前方。

2.慢慢抬起脚后跟，抬至脚趾可承受的角度，保持6秒再慢慢放下脚后跟。重复此动作6次。

家庭拉伸操

◆脚踝肌肉拉伸 1

功效：强健脚踝周围和胫骨的肌肉。

> **操作要点**
> 只活动脚踝，尽量保持脚踝以上的部位不动。

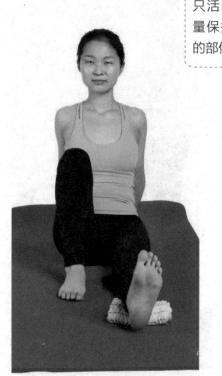
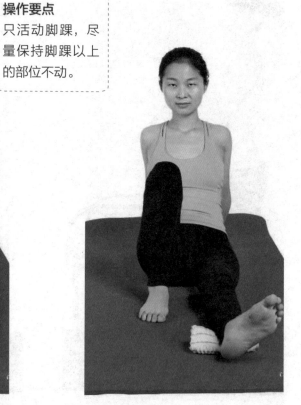

1. 双腿伸直，坐在地上，将毛巾卷好置于需操作的脚踝下方，双手撑在身后，上半身向后微倾。

2. 让垫毛巾的膝盖贴近地面，用脚踝写数字（1、2、3）10次。重复此动作3次后换方向操作。

◆脚踝肌肉拉伸 2

功效：强健脚踝外侧肌肉和脚底肌肉，提高脚踝稳定性。

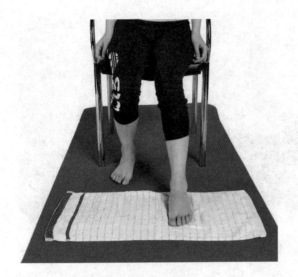

1. 臀部半坐，抬头挺胸坐好，双眼目视前方。一只脚在毛巾上。

操作要点
推毛巾时，只运用脚踝的力量，腿部不动。

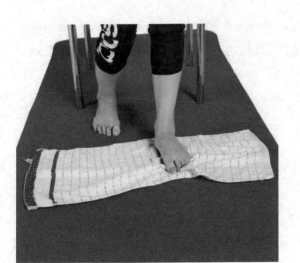

2. 用脚趾抓住毛巾，以脚后跟为圆心，向外推毛巾10次，休息5秒。重复此动作3次后换方向操作。

不同原因引起的脚踝疼痛

◆肌肉过度伸展

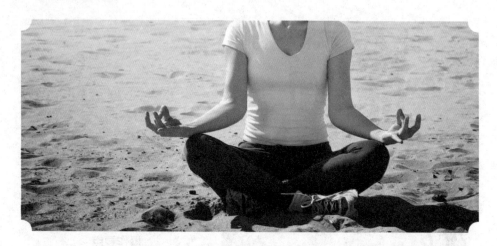

盘腿这一动作在瑜伽中是最基本的动作，随着人们生活水平的提高和瑜伽的兴起，练习瑜伽的人越来越多。但对于少数人来说，盘腿会随着时间延长而变得浑身难受，腰、脚麻、痛尤为明显。

骨盆因盘腿坐而疼痛的部位，主要发生在骨盆的前端内侧。因为大腿前端和内侧不常使用的肌肉萎缩僵硬，再加上盘腿的姿势让肌肉过度伸展，很容易就引起小腿抽筋和脚踝疼痛的现象。

缓解办法

1. 脚底相对而坐，腰背挺直，保持 30 秒。

2. 头部向前压，腰背挺直，上半身尽可能靠近脚底，保持 30 秒。

3. 坐在椅子上，一脚放在另一侧的膝盖上，对抬起的一侧膝盖向外施加压力，保持 30 秒再换方向操作。

◆脚踝扭伤

高跟鞋给女性的外形加分，但是稍不注意，很容易扭伤，并且可能出现肿胀的现象。

当脚踝因扭伤而肿胀时，若不及时消肿，肿胀部位很容易发生炎症，逐渐僵硬，这时按压肿胀部位有疼痛感，并且无法活动。

人们对脚踝扭伤有这样的误解，认为疼痛减轻就是痊愈。然而事实并非如此。当受伤部位并未痊愈却持续使用，脚踝伤处会进一步恶化。如果脚踝扭伤没有出现肿胀的情况，属于1度扭伤，出现并发症的概率比较低。反之，如果出现肿胀的情况，则属于2度以上的扭伤，容易出现并发症。

1度扭伤，指的是韧带松弛或未满25%的韧带纤维撕裂，这种情况只要做好冷敷和保护，通常7日内即可痊愈。2度以上的扭伤则有50%以上的韧带撕裂，若要痊愈，需要28天。

缓解办法

当脚踝扭伤并出现肿胀的时候，最好休息28天，减少脚踝活动的时间。建议冰敷脚踝，或用弹力绷带捆紧伤处进行短时间的压迫，使肿胀尽快消除。

脚踝曾经受伤的人，其脚踝会变得更脆弱，可以做脚踝训练以锻炼脚踝的肌力：保持单脚站立1分钟，每天做10次即可。

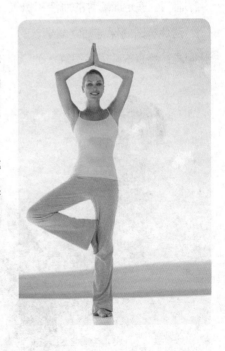

◆静脉回流不畅

下肢肿胀是生活中常见的现象，有些下肢肿胀是正常的，比如医生做手术站了一天，手术结束时发现脚踝处有轻微的肿胀；或商场销售员站了一天，回家后发现腿肿，这些都是正常的。但大多数人的下肢肿胀都是病态的，特别是那些突然发生的下肢肿胀，需要引起大家的重视。

由静脉回流不畅造成的下肢水肿，常常表现为其中一只脚先肿，到了晚上肿胀减轻。中医认为，肝胆湿热、湿热下注下肢、湿热气滞、静脉血液循环不好，容易导致静脉曲张、静脉炎。

缓解办法

建议尽量不要提重物，多平躺休息。每天将双脚翘起2~3次，平或高于心脏，此时脚、腿部血液循环旺盛，下肢血液流回肺和心脏的速度加快，得到充分循环，头部可得到充足而新鲜的血液和氧气，同时对脚部穴位、反射区也是很好的良性刺激。

避免长时间保持站立或坐着的姿势，步行可以利用小腿肌肉的泵作用来促进静脉回流；抬高下肢能够缓解水肿等症状，垫高床尾有助于睡眠时血液回流。

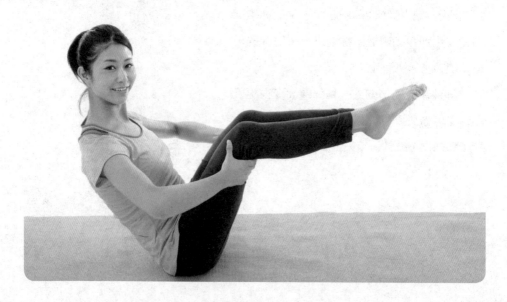

疼痛部位：脚底

脚部是人体中非常重要的部分，在人类进化的过程中，起着不可忽视的作用。特别是脚掌上有无数的神经末梢，其与大脑紧密相连，被称为"人的第二心脏"。脚底指脚的底部，即脚用来接触地面的部分。脚底、脚心、脚跟都属于脚底。

脚底按摩对全身护理有很好的功效。每天临睡前用热水洗脚，不仅起到清洁作用，还可以防治脚气、脚干裂、冻疮、下肢水肿、下肢不温等症。

哪些症状可以判断脚底疾患？

自我检查时，如果有以下症状，就说明脚底有疾患，要坚持做伸展，以舒缓脚底疼痛。

1. 长时间伏案工作后，想站起来走动一下，发现脚底又僵硬又痛。

2. 久站或者走一段距离后，脚底容易感觉到僵硬不适；若走路时间稍长，脚底会越来越疼，甚至疼到无法站立。

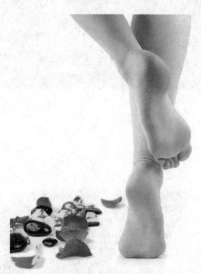

3. 体重过度上升或身上过度负重的时候，脚底会有疼痛感。

4. 严重时，脚底会感觉又热又麻，脚内侧肌肉萎缩，脚底逐渐变成扁平足，甚至在早上下床的那一刻就能感受到剧烈疼痛。

家庭拉伸操

◆脚底筋膜拉伸 1

功效：拉伸脚底筋膜，缓解疼痛。

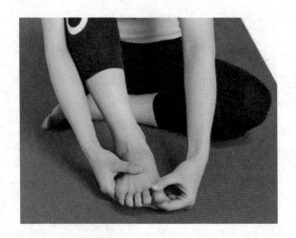

1. 找一个舒服的姿势席地而坐，用手指抓住一只脚的大脚趾。

操作要点
按压脚趾时，脚底应该有放松舒展的感觉。

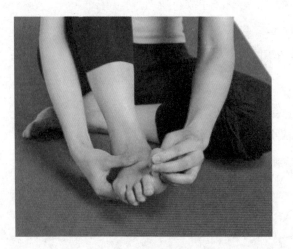

2. 将大脚趾往脚背方向拉，保持 15 秒后恢复原状。重复此动作 3 次后换方向操作。

◆脚底筋膜拉伸 2

功效：刺激僵硬的脚底筋膜，缓解疼痛。

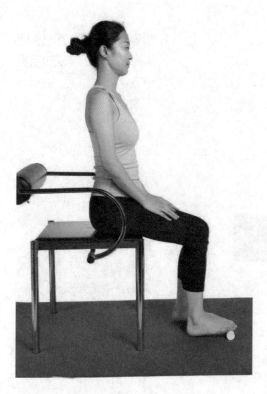

操作要点
切勿过度按压瓶子，
避免臀部离开椅子。

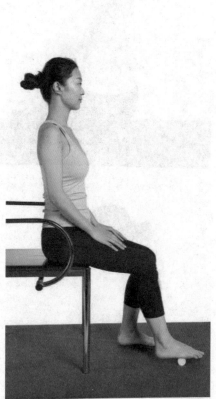

1. 臀部半坐，抬头挺胸坐好，
双眼目视前方。选择瓶身
有凹槽的瓶子放在一只脚
的脚底下。

2. 用脚底前后滚动瓶子 30 次后
休息 5 秒。重复此动作 3 次后
换方向操作。

◆脚底筋膜拉伸 3

功效：刺激僵硬的脚底筋膜，缓解疼痛。

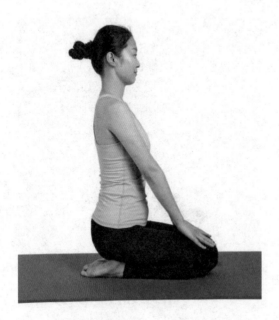

1. 屈膝跪坐，腰背挺直，双手搭在双膝上，双眼目视前方。

操作要点
若是疼痛剧烈，稍微抬臀调整强度。

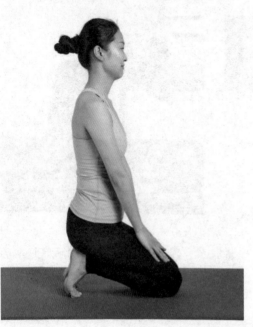

2. 用双脚脚趾的力量抬高臀部，保持 15 秒后恢复原状。重复此操作 3 次。

◆ 脚底筋膜拉伸 4

功效：刺激僵硬的脚底筋膜，拉伸小腿肌肉，缓解疼痛。

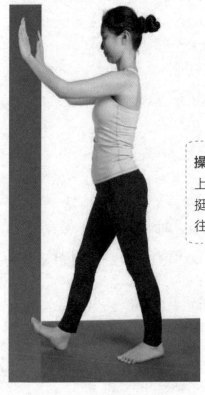
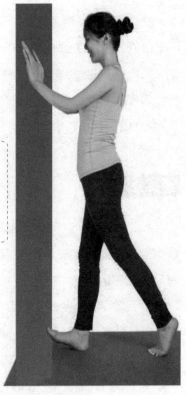

操作要点
上半身注意保持挺直，臀部切勿往后移。

1. 端正站好，腰背挺直，双手贴墙，身体与墙壁保持 30 厘米的距离，一只脚前脚底紧贴墙壁。

2. 身体往墙壁上压，另一只脚抬起脚后跟，使小腿部成一直线，保持 15 秒后恢复原状。重复此动作 3 次后换反向操作。

不同原因引起的脚底疼痛

◆糖尿病

脚底疼痛不仅仅是由于长时间走路或站立造成的。现代医学研究发现，持续几天甚至几周的脚底疼痛，可能是某些疾病的征兆，大家熟知的糖尿病就是其中之一。

糖尿病除了影响血管外，还可令患者产生神经痛。足部是体内最易受神经痛影响的部位之一，加上血管变窄导致足部血液循环不足，很容易在悄无声息中引发足部（尤其是脚底）疼痛。

疼痛发生后，患者最好及时到医院内分泌科检查，根据检查结果在医生的指导下对症治疗，用药和治疗方案应谨遵医嘱。

缓解办法

1. 饮食治疗。这是治疗糖尿病的基础，因为糖尿病的发生与饮食习惯有关。糖尿病患者饮食宜清淡，但是也要保证营养充足，一定要控制好每日所需营养元素及每日所需热量。

2. 运动疗法。生命在于运动，适当运动有利于增强人体免疫力，饭后适当运动还能降低血糖，消耗人体多余热量。糖尿病患者运动不宜剧烈，可以做的运动有散步、爬楼梯、打太极等。

3. 定期做血糖监测，及时监控血糖动态，控制血糖，把危险降到最低。

◆腰椎管狭窄症

腰椎管狭窄症是指腰椎管、神经根管或椎间孔的骨性或纤维性结构产生狭窄而引起马尾神经根压迫，从而出现腰腿部疼痛、麻木，甚至大小便障碍等一系列症状，这是导致腰痛、腿痛等常见腰椎病的病因之一，多发于 40 岁以上的中年人。

做腰部拉伸运动时引起下肢麻痛加重，这是诊断腰椎管狭窄症的重要体征。此外，腰椎管狭窄症发病后，站立或行走时会出现腰酸痛、腿痛、麻木、无力、抽筋等症状，并逐渐加重，以致不能继续行走，需蹲下或坐下休息一段时间后方能继续活动。随着病情加重，行走的距离越来越短，需休息的时间也越来越长。

缓解办法

目前，治疗早期或轻度腰椎管狭窄症主要以非手术疗法为主，无效者则需进行手术治疗。在日常生活中，需要注意腰背肌和腹肌的功能锻炼，尽量避免腰部受到风寒侵袭，避免腰部长时间处于一种姿势。搬抬重物时应先下蹲，避免直接弯腰取物。用腰时间过长时应改变腰的姿势。要多做腰部活动，防止逐渐发生劳损，经常进行腰椎各方向的活动。

◆足底腱膜炎

相信酷爱运动的人和喜欢穿高跟鞋逛街的女性对足底腱膜炎大多有所了解。它主要表现为脚跟的疼痛与不适，压痛点常在足底近足跟处，有时压痛较剧烈，且持续存在。晨起时疼痛感明显，行走过度时疼痛感加剧，严重者甚至站立休息时也有疼痛感。

足底腱膜炎主要和劳损有关系。一般来说，鞋子不合适、鞋底过薄过软、过度运动或走路姿势不当、行走时路面凹凸不平等均会导致足底腱膜损伤。久而久之，会发展成"功能性扁平足"，使足底筋膜松弛，进而使连接至骨头的筋膜部位发炎。长期恶化，会使足底筋膜变粗并开始疼痛。

缓解办法

平时要注意减少运动量，避免受风着凉，可以局部热敷，多用热水泡脚，穿软底鞋。一旦发生足底腱膜损伤，必要时务必及时就诊，进行规范治疗。

也可以用按摩足底筋膜的方法，缓解筋膜的发炎症状，这也能预防筋膜变粗。

自诊自疗一学就会
做自己的家庭医生

>>> 为了帮助你更好地阅读本书 <<<
我们**提供**了以下**线上服务**

1 身体不适有参照
【常见症状】学自诊

2 突发状况不慌张
【急救指南】帮你忙

扫码立领

添加"智能阅读向导"